基层心血管病综合管理

实践指南

2024

王增武　主编

组织编写
北京高血压防治协会
北京慢性病防治与健康教育研究会
国家老年疾病临床医学研究中心 中国老年心血管病防治联盟

U0227365

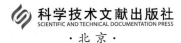

科学技术文献出版社
SCIENTIFIC AND TECHNICAL DOCUMENTATION PRESS

·北京·

图书在版编目（CIP）数据

基层心血管病综合管理实践指南. 2024 / 王增武主编；北京高血压防治协会，北京慢性病防治与健康教育研究会，国家老年疾病临床医学研究中心中国老年心血管病防治联盟组织编写. -- 北京：科学技术文献出版社，2024. 6. -- ISBN 978 -7-5235-1558-7

Ⅰ. R54-62

中国国家版本馆 CIP 数据核字第 2024LQ4518 号

基层心血管病综合管理实践指南　2024

策划编辑：孔荣华　邓晓旭	责任编辑：孔荣华　邓晓旭
责任校对：张永霞	责任出版：张志平

出　版　者	科学技术文献出版社
地　　　址	北京市复兴路 15 号　邮编　100038
编　务　部	（010）58882938，58882087（传真）
发　行　部	（010）58882868，58882870（传真）
邮　购　部	（010）58882873
官　方　网　址	www.stdp.com.cn
发　行　者	科学技术文献出版社发行　全国各地新华书店经销
印　刷　者	北京地大彩印有限公司
版　　　次	2024 年 6 月第 1 版　2024 年 6 月第 1 次印刷
开　　　本	880×1230　1/32
字　　　数	154 千
印　　　张	6.625
书　　　号	ISBN 978-7-5235-1558-7
定　　　价	39.00 元

编委会

前　言

《基层心血管病综合管理实践指南 2024》是一本专为基层医务人员编写的心血管病管理指南，旨在为基层医师提供实用的心血管病防治及管理知识，帮助基层医师更好地预防、识别和治疗心血管病，全面提高基层医疗服务的质量。本指南适用人群包括基层医疗机构的医师、护士和其他卫生工作者，医学院校的学生和教师等特别关注基层医疗卫生的人士，对心血管病管理感兴趣的研究人员和公共卫生工作者。

《基层心血管病综合管理实践指南 2024》写作过程中轻机制、原理，重操作、流程，以简洁、明了、适用为核心，力求为基层医师提供一本易于理解、便于操作的实用手册。主要内容包括心血管病的主要危险因素，心血管病风险评估，心血管病危险因素干预，疾病干预，其他关注问题（包括抗凝治疗、抗血小板治疗、治疗依从性、数字信息管理），心血管病防控的经济效益分析。共六大章节内容，是基层医务人员提升心血管病管理能力的重要工具书，也是推动基层心血管病防治工作的重要指导性文件。

编委会

2024 年 6 月

目　录

第一章 心血管病的主要危险因素

第一节 吸烟

吸烟和二手烟暴露是心血管病主要的可预防因素之一。基层医师已经认识到吸烟的危害和戒烟干预的重要性，但相应的戒烟知识和戒烟技巧仍需要提高。

1.1.1 吸烟现状

据 2018 年中国成人烟草调查结果显示，中国 15 岁及以上人群吸烟率为 26.6%，其中男性为 50.5%[1]。2021 年全球成人吸烟率为 17.0%[2]。中国人吸烟率远高于全球。

1.1.2 吸烟与心血管病风险

烟草烟雾中含有 200 余种有毒有害物质，其中尼古丁、一氧化碳、氧自由基、多环芳香烃和丁二烯与心血管系统损害直接相关。吸烟可损害血管内皮功能，使机体处于炎症状态，导致动脉粥样硬化、斑块不稳定和血栓形成。也可引起血脂异常和胰岛素抵抗，增加糖尿病发病风险[3]。

吸烟可以导致冠心病。吸烟量越大、吸烟年限越长，冠心病的发病和死亡风险越高。女性吸烟者患心肌梗死的风险是不吸烟女性的 3.3 倍，男性吸烟者患心肌梗死的风险是不吸烟男性的 1.9 倍；在 45 岁以下人群中，男女差异更加明显，女性吸烟者患心肌梗死的风险明显高于男性[4]。吸烟可造成心血管病年轻化，使首次发生心肌梗死的时间提前 10 年。60 岁以上吸烟者冠心病相对风险增加 2 倍，而 50 岁以下吸烟者冠心病相对风险增加 5 倍[5]。吸烟与高血脂、代谢综合征等心脑血管疾病危险因素有较明确的联合作用，导致发病风险增加。吸烟者的体重指数（body mass index，BMI）明显高于不吸烟者，吸烟者的吸烟量越大、吸烟年限越长，脑卒中的发病风险越高。戒烟可以降低吸烟者脑卒中的发病风险[4]。

吸烟会增加主动脉发生动脉粥样硬化的风险。吸烟是主动脉粥样硬化的高危因素，可加速主动脉粥样硬化病变的进展。吸烟可能是脑动脉粥样硬化的危险因素之一[4]。

吸烟者的吸烟量越大、吸烟年限越长、开始吸烟年龄越小，外周动脉疾病的发病风险越大。吸烟使外周血管病的患病风险增加 10～16 倍，间歇性跛行发病率增加 4 倍，截肢风险增加 2 倍，下肢末端旁路移植手术失败风险显著增加。70% 的下肢动脉硬化闭塞症和几乎所有的血栓闭塞性脉管炎均与吸烟相关[5]。

戒烟可降低吸烟者冠心病的发病和死亡风险。调整其他冠心病危险因素后，已戒烟者发生心肌梗死及因冠心病死亡的风险均低于继续吸烟者。在曾患心肌梗死的患者中，与继续吸烟者相比，戒烟者在发生第一次心肌梗死后的生存时间延长[6]。吸烟者如果在诊断时或诊断前戒烟，发生心肌梗死或因冠心病死亡的风险低于持续吸烟者[7]。戒烟可使冠心病患者的远期死亡率降低 36%。而使用阿司匹林、β 受体阻滞剂、血管紧张素转化酶抑制剂（angiotensin converting enzyme inhibitor，ACEI）类药物、他汀类药物仅可使冠心病患者的死亡率分别降低 29%、23%、23% 和 15%，故提示戒烟是比冠心病二级预防药物更为有效的治疗措施[8]。戒烟可以降低吸烟者脑卒中的发病危险，戒烟 5～15 年者发生脑卒中的风险接近不吸烟者。戒烟可以降低吸烟者外周动脉疾病的发病风险[4]。

（姜垣）

参考文献

扫码查看参考文献

第二节　饮酒

我国居民饮酒率高，多数研究认为饮酒不利于健康。饮酒是一项作为

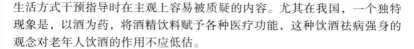

生活方式干预指导时在主观上容易被质疑的内容。尤其在我国，一个独特现象是，以酒为药，将酒精饮料赋予各种医疗功能，这种饮酒祛病强身的观念对老年人饮酒的作用不应低估。

1.2.1 饮酒流行情况

我国居民饮酒率和饮酒量呈上升趋势，2016 年人均饮酒量比全球高12.5%[1]。2018 年我国 18 岁及以上居民饮酒（12 个月内有过饮酒行为）率为 39.8%，男性（60.3%）远高于女性（19.1%），饮酒者经常饮酒率为 19.9%、日均酒精摄入量为 20.4 g，男性饮酒者日均酒精摄入量（25.2 g）高于女性（4.1 g）[1]。男性饮酒者平均摄入量为 30.0 g/d，高于女性的 12.6 g/d[2]。酒精引起的死亡率和各种疾病的发病率均高于吸烟。

1.2.2 饮酒对心血管系统的危害

2018 年世界卫生组织明确表明饮酒没有 "安全值"，无论多少，只要饮酒就可对健康产生不良影响[3]。过量饮酒（成年男性日均酒精摄入量≥25 g，女性≥15 g[4]）和有害饮酒（男性日均酒精摄入量≥61 g，女性≥41 g[5]）都会导致不良后果。2020 年全球酒精使用导致的死亡人数为 178 万人，也是 15～49 岁男性死亡的主要危险因素[6]。有害饮酒可导致 200 多种疾病[7]。

饮酒与心血管病之间的关系比较复杂。有研究提示，适量饮酒可减轻动脉粥样硬化和减少心血管事件发生[8]。荟萃分析显示，每日适量饮酒（酒精摄入量 12.5～25.0 g/d）可使体内高密度脂蛋白胆醇、载脂蛋白A1 和脂联素水平升高，并可降低纤维蛋白原水平[9]。但绝大多数研究认为饮酒不利于健康。

目前数据并不能证明长期少量饮酒有预防缺血性心脏病和缺血性脑卒中的作用，而限制饮酒与血压下降显著相关[10]；对高甘油三酯（triglyceride，TG）血症患者而言，即使少量饮酒，也会导致甘油三酯水平进一步升高；饮酒量过大与高血压、心房颤动（atrial fibrillation，AF）及出血性卒中发病和死亡风险增加密切相关[11,12]。大量饮酒可引起急性酒精中毒性心脏损害，酒精中毒时间越长，心脏损害的发生率越高，心电图可表现为缺血性ST-T 段变化、心房颤动、窦性心动过速等心律失常改变[13]。

长期过量饮酒或间断酗酒可导致心肌变性，从而导致心脏扩大，表现为心功能不全的一类继发性心肌病，称之为酒精性心肌病。据统计，酒精性心肌病占所有心脏疾病病例的 3.8%。在长期大量饮酒的人群中，酒精性心肌病发病率为 23%~40%[12]。

饮酒量过大时，对神经系统的抑制作用可累及延髓，造成延髓呼吸中枢和心血管中枢损害，引起昏迷、呼吸衰竭甚至死亡。有害饮酒还与多种健康风险相关，如神经精神障碍疾病、脂肪肝、肝硬化、高脂血症、动脉硬化、急慢性胰腺炎、癌症、糖尿病等，同时可能带来自控力下降、成瘾性和相关社会问题[14]。

（王馨）

参考文献

扫码查看参考文献

第三节　不健康膳食

全球近四成心血管病死亡与不健康膳食相关，保持健康膳食是防治心血管病的关键手段之一。

1.3.1　膳食现状

在我国，尽管谷类食物仍是膳食能量的主要来源，但其消费量持续减少且越来越精细化。2015 全国标准人均谷类提供的能量占总能量的比例由 1992 年的 66.8% 降至 51.5%；另外，肉类和烹调油摄入量仍在上升，标准人均脂肪供能比已经达到 34.6%。同时，我国居民新鲜水果、大豆类和奶类全国平均摄入量长期不足[1]。

1.3.2　不健康膳食

膳食风险位居心血管病可干预的危险因素第二，不健康膳食可使心血管病发病风险增加 13%~38%。我国提倡的平衡膳食，以及国际上流行的地中海膳食、DASH 膳食，均富含蔬菜水果、粗杂粮（全谷物食品）、豆类及其制品、奶类、鱼禽瘦肉等食物，具有低盐、低饱和脂肪、充足 B 族维生素、矿物质和膳食纤维等特征。

1.3.2.1 蔬菜水果摄入不足

蔬菜水果可提供丰富的微量营养素、膳食纤维及植物化学物，降低卒中和冠心病发生风险及心血管的死亡风险。约 85% 的心血管病负担归因于蔬菜食用量过少[2]。蔬菜水果每增加 200 g/d，将减少 8% 的心血管病发生风险[3]，长期较高的水果和蔬菜摄入量（合计达到 800 g/d 以上）平均可降低 28% 的心血管死亡风险[4]。苹果、梨、柑橘类水果、绿叶蔬菜、十字花科蔬菜的摄入量和心血管病发生风险及全因死亡率呈显著负相关[3]。

1.3.2.2 全谷物摄入不足

与精制谷物相比，全谷物（或粗杂粮）能够更好地保留谷物中的膳食纤维、B 族维生素、矿物质和某些植物活性物质。每天摄入 48~80 g 全谷物可使心血管病的发生风险降低 21%[5]。

1.3.2.3 高盐（钠）摄入

高盐（钠）摄入是公认的、证据最强的高血压危险因素。每日钠摄入量增加 2000 mg，收缩压和舒张压分别升高 2.0 mmHg 和 1.2 mmHg。膳食钠摄入量每增加 1000 mg，成人患心血管病的风险增加 6%[6]。低钠盐平均可分别降低成人收缩压 2.43 mmHg 和舒张压 4.76 mmHg[7]，50 岁以上人群和高血压患者对食盐敏感性更高，即食盐摄入量与高血压发病风险增加更为明显[8,9]。

1.3.2.4 高饱和脂肪酸和反式脂肪酸摄入

大量证据表明过高的饱和脂肪酸摄入会增加血脂异常、肥胖、动脉粥样硬化和冠心病的发生风险[10]。饱和脂肪酸含量过高的食物包括畜禽类的肥肉及其油脂（荤油）、棕榈油、黄油、奶油等。

反式脂肪酸摄入与冠心病死亡风险呈正相关，反式脂肪酸摄入过量可使冠心病发生风险增加 39%[11]。WHO 建议反式脂肪酸摄入应控制在总能

5

量的 1% 以下。目前，虽然我国人群反式脂肪酸平均摄入量很低，但应引起注意，特别是心血管病高危人群及儿童。

（宋鹏坤　赵文华）

参考文献

扫码查看参考文献

第四节　身体活动不足

身体活动不足已成为影响居民健康的非常重要的因素，成年人身体活动不足是指每周中等强度身体活动不足 150 分钟、较大强度活动 <75 分钟或者等效组合。身体活动不足已经成为全球范围内造成死亡的第 4 位主要危险因素，2020 年占全球死亡归因的 9%[1]。

1.4.1　居民身体活动的现状

对 2015—2019 年中国 31 个省（自治区、直辖市）90 万年龄在 35～75 岁的成年人进行调查，结果显示仅有 23.6% 的参与者经常参加身体活动，其中城市为 31.9%，农村为 18.4%[2]。

2019 年，在全国范围内推动实施健康中国行动，至 2020 年全国居民健康素养水平达 23.15%，较 2018 年提高 6.09%，经常参加体育锻炼人数达 37.2%，比 2014 年提高 3.3%[3]。我国居民整体健康素养与经常锻炼率均有所提升，但与 WHO 推荐的运动量仍存在差距。

1.4.2　身体活动不足的危害

1.4.2.1　身体活动不足是心血管病的独立危险因素

研究发现，从事耗体力工作的人比久坐不动工作方式的人罹患冠心病的可能性更低，即使发病，发病时间会相对较晚，病情也会较轻。因此，提出"职业性的身体活动对预防冠心病有保护作用"这一假设[4]。

Bijnen 对老年男性开展为期 10 年的随访，在调整年龄、吸烟等变量后，身体活动为 15 min/d 者为基线 1，身体活动增加到 1 h/d 者和 3 h/d 者，心血管死亡相对危险程度分别下降到 0.75 和 0.70[5]。参加中等强度身体活动比不参加身体活动者心血管病致死率下降，且运动量与心血管病死亡风险存在量效关系，但当运动量超过最小推荐量的 5 倍（37.5 MET-h/周）时，运动的保护效果不再增加[6]。

骨骼肌对于肌肉整体功能的保持及延缓衰老有着显著作用。抗阻训练对心血管病和危险因素具有良好的防治效果。流行病学证据表明，抗阻训练能使死亡风险降低 15%，心血管病风险降低 17%[7]。

1.4.2.2　身体活动不足是影响心血管病康复的重要因素

研究发现运动康复能够延缓动脉粥样硬化发展进程，降低急性缺血性冠状动脉事件的发生率和住院率，冠心病患者 5 年病死率减少 21%～34%，不论康复次数的多少患者均可获益，其中高康复次数（25 次以上）组患者病死率降低更多，且效果与心血管病预防用药（如他汀类药物或 β 受体阻滞剂）相当，而费用显著低于预防用药[8]。传统武术运动八段锦对于稳定性冠心病患者的心肺功能、疾病症状及生存质量等也具有积极影响，且可作为一种安全的康复干预方式[9]。

1.4.3　身体活动达标后的获益

与未达到指南推荐最小运动量的个体相比，达到指南推荐运动量的个体 5 年内死亡或发生心肌梗死的风险降低 28%～50%。运动量越高风险降低越多。心肌梗死及心力衰竭等预后中也存在类似规律[10]。与不活动相比休闲身体活动对全因死亡率的降低作用从低活动量（1～149 min/周）开始，随着活动的增加而变得更强，并在活动量达到 600 min/周后保持不变，达到 750 min/周后保护效果开始逐渐降低，甚至出现有害影响[11]。

（郭建军　傅涛）

参考文献

扫码查看参考文献

第五节 超重、肥胖

近几十年来，超重和肥胖的患病率呈快速增加的趋势。超重和肥胖人群经常伴有高血压、高血脂和高血糖，是心脑血管疾病发病和死亡的重要危险因素。控制体重可减少心脑血管疾病的发病和死亡。

1.5.1 超重、肥胖现况

随着我国经济的快速发展，不同年龄、性别人群的超重、肥胖患病率近年来呈上升趋势。2018 年我国 18 岁及以上居民超重和肥胖的患病率分别为 34.3%、16.4%，相较于 2012 年分别增加了 4.2%、4.5%。其中，男性超重和肥胖的患病率分别从 2012 年的 30.3%、12.1% 增加到 2018 年的 36.1%、18.2%；女性超重和肥胖的患病率分别从 2012 年的 29.9%、11.7% 增加到 2018 年的 32.5%、14.7%[1]。

中心型肥胖患病率同样处于较高水平，18 岁及以上居民中心型肥胖患病率为 29.1%；城市和农村男性中心型肥胖患病率分别为 32.5% 和 26.6%，城市显著高于农村，女性的患病率分别为 29.7% 和 29.6%[2]。

1.5.2 超重、肥胖与心血管系统风险

超重和肥胖导致高血压、糖尿病、血脂异常等冠心病、脑卒中和其他动脉粥样硬化性疾病的重要危险因素聚集，是促进动脉粥样硬化的重要危险因素之一，因而影响心脑血管病发病、死亡。控制超重和肥胖可减少相应疾病的发生情况。

1.5.2.1 高血压

超重和肥胖与高血压的患病率有密切关系，随着 BMI 的增加，血压水

平也逐渐增高。BMI≥24 kg/m² 人群罹患高血压的风险是 BMI < 24 kg/m² 人群的 2.242 倍[3]。BMI 每增加 5 kg/m²，高血压风险增加 49%[4]。与 BMI < 24.0 kg/m² 者相比较，超重者男女性患高血压的比值比（odds ratio，OR）分别为 3.69 和 2.76，肥胖者分别为 3.17 和 2.61。与正常腰围者相比较，男性腰围≥85 cm，女性腰围≥80 cm，其高血压患病率的 OR 分别为 3.44 和 3.30[5]。

1.5.2.2 糖尿病

腰臀比每增加一个标准差，血糖异常的危险增加 65.7%[6]。与 BMI 正常者相比较，男性与女性超重肥胖者患糖尿病的风险分别增加 43% 和 41%[7]。与体重保持稳定者相比较，体重增加者患糖尿病的危险增加 90%～170%，而体重减轻 5 kg 以上者患糖尿病的危险减少 50% 以上[8]。

1.5.2.3 血脂异常

超重肥胖患者的血脂异常风险增加。相对 BMI < 24 kg/m² 者而言，BMI≥24 kg/m² 者血脂异常（甘油三酯≥2.258 mmol/L）检出率为其 2.5 倍，BMI≥28 kg/m² 者高达 3.0 倍[9]。同时，超重肥胖者高密度脂蛋白胆固醇降低的检出率增加。

1.5.2.4 冠心病

BMI 是冠心病事件的独立危险因素，随着 BMI 的增加冠心病事件的发生率随之升高。超重（BMI≥24 kg/m²）和肥胖（BMI≥28 kg/m²）者冠心病事件的发生风险分别是正常体重者（18.5 kg/m²≤BMI < 24 kg/m²）的 1.43 倍和 1.74 倍。腰围超标者冠心病事件的发生风险是正常腰围者的 2.1 倍[10]。相比非中心性肥胖者，中心性肥胖者缺血性心脏病和急性冠心病事件发病风险分别增加 29% 和 30%[11]。2018 年中国 17.76 万缺血性心脏病死亡归因于高 BMI[12]。

1.5.2.5 脑卒中

BMI 与缺血性脑卒中的发病率呈正向相关，BMI 每增加 5 kg/m²，发病风险增加 30%。男性 BMI 超重/腹型肥胖组和肥胖/腹型肥胖者较 BMI

正常/腰围正常者缺血性卒中发病风险分别增加 51%、46%；女性分别增加 40%、46%[13]。2018 年中国 7.58 万缺血性脑卒中、11.76 万出血性脑卒中死亡归因于高 BMI[12]。

1.5.2.6　其他疾病

1. 睡眠呼吸暂停综合征　颈、胸、腹部和横膈处脂肪堆积过多导致胸壁运动受阻，卧位时呼吸道变窄，气流不畅引起呼吸困难，严重者出现暂时窒息现象。伴严重呼吸道疾病者易导致肺动脉高压、心脏扩大和心力衰竭等。

2. 心力衰竭　研究显示，BMI 每增加 5 kg/m²，心力衰竭发病率增加 41%，死亡率增加 26%；腰围每增加 10 cm 和腰臀比每增加 0.1 个单位心力衰竭发生风险增加 29%[14]。

3. 心房颤动　BMI 与心房颤动危险呈线性关联，BMI 每增加 1 kg/m² 心房颤动危险增加 4.7%～13.0%[15-17]。超重和肥胖者发生心房颤动的危险分别增加 22% 和 65%[15]；肥胖者发生心房颤动的风险是正常体重者的 1.52 倍[16]。一项孟德尔随机研究表明，与高 BMI 相关的遗传变异与房颤的发生显著相关，这支持了肥胖和房颤之间的因果关系[18]。

（王馨）

参考文献

扫码查看参考文献

第六节　社会心理因素

心理社会行为因素对心血管病的发生、发展有一定的影响。抑郁障碍和心血管病的共患情况较高，也会增加心血管病治疗和康复的难度。抑郁、焦虑可导致心血管事件的发生、发展[1]，敌意或愤怒等 A 型行为也是心血管事件发生的一个影响因素。部分心血管药物可能导致抑郁症状的发生。

社会心理因素通过生理应激反应和全身炎症的慢性激活[2,3]与心血管健康结果显著相关。

1.6.1　心血管病与抑郁焦虑共病现状

2019 年全国精神障碍流行病学调查显示焦虑障碍终生患病率为 7.6%，抑郁障碍的终生患病率为 6.9%[4]。然而，患者未就诊率较高，仅有 9.5% 的患者曾经接受过卫生服务机构的治疗，且到综合医院就诊的比例高于到精神专科医院就诊的[5]。

抑郁障碍和心血管病的共患情况较高。冠心病患者中抑郁障碍的患病率约为 20%[6]。心力衰竭患者抑郁症患病率高达 30%~40%。抑郁症在心血管病患者的患病率过去几十年翻了一番[4,7]。心内科门诊患者中焦虑障碍的检出率为 8.7%[8]，高血压患者伴有焦虑症状的发生率达 25%~56%[9-12]。综合医院患者中焦虑、抑郁心理障碍共存检出率为 27.3%[8]。可见，综合医院就诊的患者中抑郁障碍、焦虑障碍的患病率远高于一般人群。

当心血管病与抑郁障碍或焦虑障碍同时发生的时候，心内科医师往往倾向于仅诊断和治疗心脏疾病，抑郁障碍常被漏诊、误诊[13]，综合医院中 50% 以上的抑郁症患者被漏诊[14]。

1.6.2　社会心理因素与心血管系统风险

心理应激在促发心脏事件和猝死方面起关键作用，因其能降低致死性室性心律失常发生的阈值[15]。应激、焦虑和敌意也显示出可预测动脉硬化发生的风险[16]。心血管病伴发的心理因素也会影响心血管病患者的康复和生活质量[17]。

1.6.2.1　应激

应激压力诱发炎症和肾上腺皮质醇分泌。慢性炎症会促进动脉粥样硬化、血管损伤和抑郁。急性应激与白大衣高血压和急性冠脉事件有关，慢性应激与已患的高血压和冠心病有关[18]。一项早期综述提示有高应激水平的中老年女性发生脑卒中和冠心病的危险是低应激水平女性的两倍以上[19]。大型纵向研究提示，49 978 名曾经暴露过创伤及有过创伤应激障碍的女性后来发生冠心病的比例增加了 60%[20,21]。急性应激与应激性心肌病（也称为 Takotsub 心肌病或左心室膨胀综合征）有关，很可能是儿茶酚胺释放增加的继发结果[22]。

儿童期（如儿童性虐待、父母疾病、贫穷的社会经济地位）和成年期（工作压力、孤独等）的慢性压力均与冠心病风险增加有关。相反，一项研究提示有利的儿童期心理社会因素如自信心和自我调节能力与 28 年后成年期较少的冠状动脉钙化相关，是独立于所有其他个体和父母的危险因素[23]。婚姻压力也被证实是一个与心血管事件有关联的慢性风险因素，男性和女性的婚姻状态与心血管事件的相关性并不一致[16]。目前照料已成为一种越来越普遍的慢性压力[24]，有研究证实在照料者中，脑卒中和冠心病的风险增加。长期的工作压力可能导致死亡率的增加，尽管这些研究不能总是控制未测量的协变量，如社会隔离[25,26]。另外，其他慢性心理压力也与暴食、吸烟、大麻依赖等不良行为相关，这些不良行为被证实是心血管事件发生的危险因素。

1.6.2.2　抑郁

抑郁可以引起心血管病，心血管病亦可导致抑郁，两者呈明显的正相关关系。一项对 1948 年至 1964 年期间入学的 1190 名男性医学生的长期追踪研究发现，在首次抑郁发作后的 10 年内发生心肌梗死的风险增加了 2.1 倍[27]。冠心病患者（特别是心肌梗死发生后）的抑郁症发生率在 14% ~ 47%[28]，明显高于普通人群。

抑郁症是急性心肌梗死（acute myocardial infarction，AMI）后死亡率的重要预测因子。一项综述研究提示，超过 60 项前瞻性研究已经证实了冠心病患者的预后与抑郁症状之间的关系[29]。抑郁与心血管病的发病率和死亡率的增加呈独立相关，尤其在冠心病患者中[30]。抑郁导致患者依从性差，表现为不依从推荐的生活方式干预、药物依从性差及不依从心脏功能康复训练，这种不依从会加剧心血管不良事件的发生。

1.6.2.3　焦虑

焦虑可能是独立于抑郁症影响心血管病发生和预后的危险因素[31]，在冠心病患者中也很常见，并会对冠心病结局产生不良影响。排除其他因素后，心肌梗死后的焦虑会导致不稳定型心绞痛再入院和心肌梗死复发的比率增加。一项 Meta 研究[32] 发现焦虑使心血管死亡的风险增加了 1.41 倍，心脏疾病的风险增加了 1.41 倍，脑卒中的风险增加了 1.71 倍，心力衰竭的风险增加了 1.35 倍，其中恐惧性焦虑症比其他类型的焦虑导致的冠心病风险更高。心肌梗死后的焦虑是住院并发症的最强预测因子之一[33]。有研究结果提示严重焦虑是高血压形成的一个前瞻性强预测因子，且导致工作压力加大。

1.6.2.4　A 型行为

A 型行为的基本特征为竞争意识强，对他人敌意，过分抱负，易紧张和冲动等。研究发现在 A 型行为中，对他人敌意被认为是与心脏事件增加和死亡率相关的因子之一，敌意较多的男性比敌意较低的，更有可能死于冠心病，其危险增加了 1.6 倍[34]。愤怒发生 2 小时后 AMI 的发生率增加了 2.3倍[35]，一项 Meta 研究也提示很多心血管事件的发生都在愤怒之后出现[36]。

1.6.3　心血管药物引发的抑郁症状[13]

常用的心脏疾病药物可能会引发或加重抑郁症状（表 1 - 6 - 1）[37]。高血压和其他心血管病治疗的药物，可伴发抑郁症状，或与抗抑郁药联合使用时产生不良的相互作用。

表 1 - 6 - 1　能引起抑郁症状的药物

α 肾上腺素能受体阻滞剂
胺碘酮（导致甲状腺功能亢进/甲状腺功能减退）
血管紧张素转换酶抑制药（罕见）
抗心律失常药（幻觉、混乱、谵妄）
β 肾上腺素能受体阻滞剂（疲劳、失眠、嗜睡、性欲降低）
地高辛（幻视、谵妄）
噻嗪类利尿剂（疲劳、虚弱、低钾血症继发厌食）

已有研究观察到，在普伐他汀和考来烯胺使用期间可出现抑郁症状。使用地高辛和洋地黄时会引起抑郁、焦虑、谵妄和幻觉。抑郁心境、乏力、激越、失眠和梦魇也经常被描述。利多卡因和奎尼丁常引起焦虑和激越。

（闫芳）

参考文献

扫码查看参考文献

第七节　血脂异常

血脂异常是动脉粥样硬化性心血管病（arteriosclerotic cardiovascular disease，ASCVD）的"致病性"危险因素[1]，我国人群血脂异常的患病率仍呈上升态势，而治疗率、达标率很低。

1.7.1　血脂异常现况

血脂参数主要包括总胆固醇（total cholesterol，TC）、低密度脂蛋白胆固醇（low density lipoprotein-cholesterol，LDL-C）、高密度脂蛋白胆固醇（high density lipoprotein-cholesterol，HDL-C）、非 HDL-C（由 TC 减去 HDL-C 计算得出）、甘油三酯。我国 ASCVD 一级预防低危人群的血脂合适水平、理想水平与异常切点见表 1 – 7 – 1[2]。

我国人群血脂水平近年来呈现明显上升趋势，尤其是胆固醇水平。2015 年中国成人营养与慢性病监测（CANCDS）项目[3]（$n = 179\,728$）调查结果显示，我国成年居民 TC 平均水平 4.63 mmol/L、LDL-C 平均水平 2.87 mmol/L、非 HDL-C 平均水平 3.37 mmol/L、TG 平均水平 1.47 mmol/L，均较 2002 年升高。

表 1-7-1　中国 ASCVD 一级预防低危人群
主要血脂指标的参考标准*

分类	TC（mmol/L）	LDL-C（mmol/L）	HDL-C（mmol/L）	非 HDL-C（mmol/L）	TG（mmol/L）	Lp（a）（mg/L）
理想水平		<2.6		<3.4		
合适水平	<5.2	<3.4		<4.1	<1.7	<300
边缘升高	≥5.2 且<6.2	≥3.4 且<4.1		≥4.1 且<4.9	≥1.7 且<2.3	≥300
升高	≥6.2	≥4.1		≥4.9	≥2.3	
降低			<1.0			

注:* 为 LDL-C 与非 HDL-C 参考标准,仅适用于 ASCVD 一级预防中的低危人群。ASCVD 为动脉粥样硬化性心血管病;TC 为总胆固醇;LDL-C 为低密度脂蛋白胆固醇;HDL-C 为高密度脂蛋白胆固醇;非 HDL-C 为非高密度脂蛋白胆固醇;TG 为甘油三酯;Lp(a)为脂蛋白(a)。

　　2015 年 CANCDS 项目、2014—2019 年中国心血管高危人群早期筛查与综合干预百万人群(China-PEACE MPP)项目[4]调查结果均显示,我国成年居民血脂异常的主要类型是低 HDL-C 血症和高 TG 血症,而且城乡差异减小。此外,2013—2014 年第四次中国慢性病与危险因素监测(CCDRFS)项目[5]调查结果显示,LDL-C 边缘升高(3.37~4.14 mmol/L)的患病率城市和农村分别高达 19.3% 和 17.3%、男性和女性分别高达 19.1% 和 17.1%;TG 边缘升高(1.69~2.26 mmol/L)的患病率城市和农村分别高达 12.6% 和 11.4%、男性和女性分别高达 12.7% 和 11.2%。可见,我国当前无论城乡、男女的血脂异常前期人群均大为增多,提示 ASCVD 潜在危险人群基数庞大,迫切需要血脂异常的早期预防、及时干预和长期管理。

1.7.2　血脂异常与心血管病风险

　　TC 水平与冠心病发病和死亡呈独立的、连续的、显著的正相关关系,若伴随高血压等其他心血管危险因素,冠心病风险更显著升高;血浆 LDL-C 水平升高与非致死性心肌梗死或冠心病死亡风险显著正相关[6-8]。携带高胆固醇血症致病基因型的个体，即使不存在其他危险因素，其冠心病风险也显著升高[9]，再次表明了胆固醇是 ASCVD 的独立的、致病性的危险因素。

我国 61% 的心血管病（cardiovascular disease，CVD）负担由 ASCVD 所致，LDL-C 水平升高（理论最低风险暴露水平为 0.7 ~ 1.3 mmol/L）是 ASCVD 的第二大归因危险因素，仅次于血压升高（理论最低风险暴露水平为收缩压 110 ~ 115 mmHg）[10]。大型队列研究（$n = 20\,954$，年龄 35 ~ 64 岁）20 年随访结果显示，LDL-C 水平与 ASCVD 风险呈显著正相关，LDL-C 水平越低、未来 20 年 ASCVD 风险越低，反之则越高；但 LDL-C < 1.8 mmol/L 是出血性卒中的独立预测因素，低 LDL-C 水平和未控制的高血压在出血性卒中风险方面存在交互作用[11]。另一项更大规模研究纳入 6 个我国队列（$n = 267\,500$），中位随访时间 6 ~ 19 年，结果显示 TC、LDL-C、TG 水平均与缺血性卒中呈显著正相关，但 TC < 4.14 mmol/L 时出血性卒中风险增加，而 HDL-C < 1.3 mmol/L 时缺血性脑卒中和出血性脑卒中发病风险均明显增加[12]。

与 LDL-C 不同的是，虽有充分的流行病学数据证实 HDL-C 与冠心病风险呈负相关关系，TG 水平升高与胰腺炎、心肌梗死、冠心病死亡风险呈正相关关系，但在 LDL-C 已充分控制的基础上升高 HDL-C 或降低 TG 对心血管的进一步获益未获得一致阳性结果。因此，HDL-C、TG 未被推荐作为降低 ASCVD 风险的药物干预靶点，非 HDL-C 被推荐作为降低与 HDL-C、TG 相关的 ASCVD 风险的干预靶点。

（郭远林）

参考文献

扫码查看参考文献

第八节 糖尿病

2 型糖尿病是 ASCVD 的主要危险因素之一，而 ASCVD 是 2 型糖尿病患者致死和致残的主要原因。加强对糖尿病患者心血管病相关风险的管理有非常重要的意义。

1.8.1 糖尿病定义分型

目前我国使用的糖尿病诊断标准为 WHO（1999 年）标准（表 1 - 8 - 1）。

表 1 - 8 - 1 糖尿病及糖尿病前期诊断标准

分类	糖尿病	糖尿病前期
典型糖尿病症状者 + 随机血糖	≥11.1 mmol/L	NA
或空腹血糖	≥7.0 mmol/L	6.1 ~ <7.0 mmol/L 且 2 h 血糖 <7.8 mmol/L
或葡萄糖负荷后 2 h 血糖	≥11.1 mmol/L	7.8 ~ <11.1 mmol/L 且空腹血糖 <7.0 mmol/L
或 HbA1C	≥6.5%	≥5.7% [1]
无典型糖尿病症状者，需改日 复查确认		

注：NA，无推荐值。OGTT 指口服葡萄糖耐量试验；空腹状态指至少 8 h 没有进食热量；随机血糖指不考虑上次用餐时间、一天中任意时间的血糖，不能用来诊断空腹血糖异常或糖耐量异常。有严格质量控制的实验室，采用标准化检测方法测定的糖化血红蛋白（glycosylated hemoglobin；HbA1C）可作为糖尿病的补充诊断标准。

我国目前采用 WHO（1999 年）的糖尿病病因学分型体系，将糖尿病分为四大类，即 1 型糖尿病、2 型糖尿病、特殊类型糖尿病和妊娠糖尿病，其中 2 型糖尿病是临床最常见类型。

1.8.2 糖尿病现况

近年来我国由于生活方式改变及人口老龄化，成人糖尿病患病率呈快速上升趋势。根据世界卫生组织标准，2007—2017 年我国糖尿病患病率，尤其是已确诊的患病率显著增加。糖尿病总体患病率从2007年的9.7%增加至11.7%，已确诊的患病率从3.8%增加至6.3%，肥胖问题日益严峻。在此期间，尽管人们对糖尿病的知晓率有所提高，由2007年的39.4%上升至2017年的53.6%，但在已确诊的糖尿病患者中，8项心血管危险因素全部达标的比例仅为21.4%[2]。

1980—1984年，我国糖尿病患病率仅为1.29%，此后缓慢上升至1995—1999年的3.49%，再迅速攀升至2015—2019年的14.92%。自1980年以来，各年龄段2型糖尿病的患病率均呈现上升趋势。随着人口老龄化，60岁以上组的患病率最高，且增长速度最快。2000年为10%，2010年、2013年均在20%以上，且随着年龄增加患病率逐渐上升[3]。

糖尿病给个人和社会带来了沉重负担。2017年度医保抽样数据库中的26万糖尿病患者数据显示，患者平均每年个人支出金额为18 785元（含住院），同期医保为个人平均支出41 682元[3]。

1.8.3　糖尿病与心血管病风险

糖尿病与心血管病密切相关，显著增加ASCVD的风险，是心、脑血管疾病的独立危险因素。空腹血糖（fasting blood glucose，FPG）每升高1 mmol/L，缺血性心脏病增加1.18倍，卒中增加1.14倍[4]。ASCVD是糖尿病患者的主要死亡原因，Framingham心脏研究显示，2型糖尿病患者的心血管死亡是健康人的2倍[5]。此外，中国大庆糖尿病预防研究显示，大约一半的糖尿病患者死于心血管病（男性为47.5%，女性为49.7%）[6]。死亡风险随着空腹血糖水平的升高逐渐增加，甚至未达到糖尿病诊断标准，空腹血糖受损（5.6～<7.0 mmol/L）与FPG正常水平（3.9～<5.6 mmol/L）人群相比，心血管死亡增加1.17倍[7]。因此，糖尿病管理的主要目标之一是及早发现糖尿病患者的心血管风险并进行干预。

目前，心力衰竭（heart failure，HF）已被公认为糖尿病的常见并发症，在糖尿病患者中发病率高达22%，且发病率不断上升[8]。糖尿病患者即使没有高血压、冠心病或瓣膜性心脏病等疾病也可能发生心衰。多项长期观察性队列研究如Framingham心脏研究[9]、NHANES I研究[10]、Reykjavik研究[11]均表明相比普通人群，糖尿病或糖尿病前期人群心衰风险增加2～4倍。毋庸置疑，2型糖尿病是心衰的独立危险因素，且心衰常常是 2 型糖尿病患者首先出现的心血管并发症。合并糖尿病的心力衰竭患者治疗效果和预后较差[8]。鉴于过去十年全球糖尿病患病率上升达 30%（预计患病率将进一步增加），心衰导致的医疗负担也将持续加重[8]。

（张丽红）

参考文献

扫码查看参考文献

第九节 高血压

我国高血压患者人群庞大，历年的调查提示高血压患病率处于上升态势。高血压是我国心血管病发生的最主要危险因素，控制高血压的相关影响因素是防治高血压和心血管病的关键所在。

1.9.1 高血压现况

2018 年发表的中国慢性病与危险因素监测调查数据显示，我国 18 岁以上成年人群高血压患病率已经达到 27.5%。1958—2015 年全国范围内的高血压抽样调查提示，虽然各次调查总人数、年龄和诊断标准不完全一致，但患病率总体呈升高趋势，其中尤以中青年更明显。

2015 年调查显示，18 岁以上人群高血压的知晓率、治疗率和控制率分别为 51.5%、46.1% 和 16.9%，较 1991 年和 2002 年明显增高，但与发达国家和地区相比较，我国的"三率"水平仍然很低。

高血压危险因素包括遗传因素、年龄及多种不良生活方式等多个方面。

1. 高钠、低钾膳食：2015 年数据显示，我国每标准人日烹调盐的摄入量为 9.3 g，符合每日摄入量 <5 g 水平的人群比例只有 23.3%。且中国人群普遍对钠敏感。

2. 超重和肥胖：我国人群 BMI 仍呈上升趋势。2018 年我国成年人 BMI 平均值为 24.5 kg/m²，相比 1991 年增加了 3 kg/m²。随着 BMI 的增加，超重组和肥胖组的高血压发病风险是体重正常组的 1.16～1.28 倍。

3. 饮酒：我国饮酒人数众多，2015—2017 年我国成年饮酒者日均酒精摄入量男性为 30.0 g，女性为 12.3 g。限制饮酒与血压下降显著相关，酒精摄入量平均减少 67%，收缩压（systolic blood pressure，SBP）下降 3.31 mmHg，舒张压（diastolic blood pressure，DBP）下降 2.04 mmHg。

4. 年龄：高龄是导致高血压的重要因素。研究表明，年龄相关的动脉硬化介导了高龄与血压之间的正相关，表现为每增加 1 岁，收缩压增加 0.47 mmHg（95% *CI*：0.45～0.49）。

5. 精神紧张：精神紧张可激活交感神经从而升高血压，发生高血压的风险是正常人群的 1.18～1.55 倍。

除了以上高血压发病危险因素外，其他导致血压升高的危险因素或致病因素还包括高血压家族史、缺乏体力活动，以及糖尿病、血脂异常、大气污染及药源性因素，如非甾体抗炎药物和抗肿瘤药物的应用。

1.9.2 高血压与心血管病风险

血压水平与心脑血管病发病和死亡风险之间存在密切的因果关系。SBP 每升高 20 mmHg 或 DBP 每升高 10 mmHg，心脑血管病发生的风险倍增。东亚人群血压与心脑血管事件发生风险的增加高于白种人。近年来中青年高血压人群激增，多表现为 DBP 增高。与正常血压相比，单纯舒张期高血压与脑出血及总的心血管病风险增加相关。

血压水平与心力衰竭发生也存在因果关系。高血压主要导致射血分数保留的心力衰竭（heart failure with preserved ejection fractions，HFpEF）；如果合并冠心病心肌梗死，也可发生射血分数降低的心力衰竭（heart failure with reduced ejection fractions，HFrEF）。

高血压是房颤发生的重要原因。高血压－房颤－脑栓塞构成一条重要的易被忽视的事件链。随着诊室血压水平升高，终末期肾病的发生率也明显增加，认知功能障碍的发生也随血压水平增高而上升。

诊室外血压监测研究证实动态血压或家庭血压监测与心、脑、肾并发症的发生存在相关性。24 h动态血压水平、夜间血压水平和清晨血压水平与心脑血管病风险的关联更密切、更显著。近年来研究显示，反映血压水平波动程度的长时血压变异也可能与心血管病风险相关联。

（张宇清）

第二章 心血管病风险评估

心血管病发生风险评估可以分辨出心血管病高危人群，以便对处于不同危险等级的人群进行不同力度的干预。建议所有患者在开始治疗前，依据心血管病危险因素水平高低和数目对未来 10 年心血管病发生风险进行评估和危险分层，确定心血管病一级和二级预防措施。心血管病风险评估涉及的指标包括四个方面：基本信息指标、生理指标、临床相关指标、临床合并症指标。基本信息指标仅包括年龄和性别。下面将介绍生理指标、临床相关指标及临床合并症指标采集和测量。

第一节 生理指标的采集及测量

生理指标包括血压、静息心率、体重指数和腰围。本指南推荐的心血管病风险评估必须采集血压测量指标，用于诊断高血压。

2.1.1 血压

1. 血压测量　血压测量是高血压诊断、评估、治疗和科学研究的重要方法。要求测量环境有适当的空间，温度适宜，环境安静，无噪声。受试者测量血压前 30 min 内不喝咖啡或酒，不吸烟，保持情绪平稳，安静休息至少 5 min 后开始测量坐位上臂血压，上臂应置于心脏水平。

2. 血压测量仪器　推荐使用经过国际标准（欧洲高血压协会、英国高血压协会或美国医疗器械促进协会）验证合格的上臂式动态血压计和电子血压计。

3. 血压测量值　诊室血压至少测量 2 次，中间间隔 1～2 min，取平均值作为受测者的血压。如果 SBP 或 DBP 的 2 次读数相差 5 mmHg 以上，应再次测量，取 3 次读数的平均值。

4. 高血压诊断标准　在未使用降压药物的情况下，非同日 3 次测量诊室血压，SBP≥140 mmHg 和（或）DBP≥90 mmHg 可诊断高血压。

2.1.2 静息心率

可以通过摸脉搏、心脏听诊计数心率、电子血压计、动态心率监测获得。至少测量 2 次心率并取平均值。触诊脉搏测量心率时，时间不应短于 30 s。测量静息心率前应避免运动、吸烟、饮酒及饮用咖啡；至少休息 5 min；避免噪声和交谈。静息心率用"次/min"表示。

2.1.3 人体测量学指标

BMI、腰围作为危险因素用于心血管发病风险评估。

1. 体重指数　BMI 是体重与身高平方的比值，计算公式为：BMI = 体重（kg）/身高（m^2），BMI < 18.5 kg/m^2 为体重过低；18.5 kg/m^2 ≤ BMI < 24.0 kg/m^2 为体重正常；24.0 kg/m^2 ≤ BMI < 28.0 kg/m^2 为超重；BMI ≥ 28.0 kg/m^2 为肥胖。

2. 腰围　腰围男性≥90 cm，女性≥85 cm 定义为腹型肥胖（即中心型肥胖）。

（左惠娟）

第二节　临床相关指标的采集和测量

临床相关指标包括家族史、行为习惯及实验室检查指标。本指南推荐的心血管病风险评估工具必须采集的指标包括家族性高胆固醇血症、吸烟、血糖、血脂、肾小球滤过率。血糖指标用于诊断糖尿病，肾小球滤过率用于慢性肾脏病分期评估。

2.2.1 家族史

早发心血管病家族史：男性一级直系亲属在 55 岁或女性一级直系亲属在 65 岁前患缺血性心血管病。

家族性高胆固醇血症：成年人符合下列 3 条中的 2 条可诊断家族性高胆固醇血症。未经治疗的血清 LDL-C≥4.7 mmol/L；皮肤黄色瘤或脂性角膜弓（小于 45 岁）；一级亲属中有家族性高胆固醇血症或早发动脉粥样硬化性心血管病患者。

2.2.2 行为习惯

行为习惯包括吸烟、身体活动、饮酒及膳食摄入、睡眠质量（定义参照各相应章节）。

2.2.3 实验室检查指标

实验室检查指标包括血脂、血糖、同型半胱氨酸、尿酸、血肌酐、尿微量白蛋白/肌酐比值、肾小球滤过率。

2.2.3.1 血脂

临床上血脂检测的基本项目包括血清 TC、TG、LDL-C、HDL-C。血脂用 mmol/L 或 mg/dL 表示。

血脂异常的定义：TC≥5.2 mmol/L（200 mg/dL）、LDL-C≥3.4 mmol/L（130 mg/dL）、HDL-C < 1.0 mmol/L（40 mg/dL）或 TG≥1.7 mmol/L（150 mg/dL）

2.2.3.2 血糖

血糖测量指标包括 FPG、口服葡萄糖耐量试验（oral glucose tolerance test, OGTT）及 HbA1C、餐后 2 h 血糖、随机血糖。糖尿病定义为典型糖尿病症状伴有以下任何一条：①随机血糖≥11.1 mmol/L；②空腹血糖浓度≥7.0 mmol/L；③葡萄糖负荷后 2 h 血糖浓度≥11.1 mmol/L；④伴有糖化血红蛋白≥6.5%。没有糖尿病典型症状者，需改日复查以确定糖尿病诊断。

2.2.3.3 血清同型半胱氨酸

同型半胱氨酸（homocysteine, Hcy）为蛋氨酸的中间代谢产物，Hcy 升高与叶酸、吡哆醇或钴胺素缺乏有关。正常空腹血浆 Hcy 为 5 ~ 15 μmol/L，≥15 μmol/L 定义为高 Hcy 血症。

2.2.3.4 血尿酸

尿酸（uric acid, UA）为体内核酸中嘌呤代谢的终末产物。正常嘌呤饮食状态下，非同日 2 次空腹血尿酸水平：男性 > 420 μmol/L，女性 > 360 μmol/L 为高尿酸血症。中国高尿酸血症相关疾病诊疗多学科专家共

识将 > 420 μmol/L 诊断为高尿酸血症,男女标准一致。

2.2.3.5 血清肌酐

血清肌酐(creatinine, CRE)是反映肾功能受损的指标。不同医疗单位正常范围有一定差异,但男性不超过 115 μmol/L(1.5 mg/dL),女性不超过 107 μmol/L(1.4 mg/dL)。

2.2.3.6 尿微量白蛋白

尿微量白蛋白是血管内皮和肾脏功能早期损害的指标。理想的方法是留取 24 h 尿液,但经常采用随机尿,通过放射免疫和酶联免疫吸附试验进行测定,以 24 h 排泄量表示。

2.2.3.7 肾小球滤过率

肾小球滤过率(glomerular filtration rate,GFR)可采用慢性肾脏病流行病学协作(CKD-EPI)公式、CG-GFR 公式及简化的 MRDR 公式进行估算。中国慢性肾脏病早期评价与管理指南及慢性肾脏病早期筛查、诊断及防治指南均建议采用 CKD-EPI 公式估算肾小球滤过率 [估算肾小球滤过率:eGFR,单位:mL/(min · 1.73 m^2)]。

女性:

血肌酐 ≤ 0.7 mg/dL:eGFR = 144 × 血肌酐/0.7 × − 0.329 × 0.993 × 年龄

血肌酐 > 0.7 mg/dL:eGFR = 144 × 血肌酐/0.7 × − 1.209 × 0.993 × 年龄

男性:

血肌酐 ≤ 0.9 mg/dL:eGFR = 144 × 血肌酐/0.9 × − 0.411 × 0.993 × 年龄

血肌酐 > 0.9 mg/dL:eGFR = 144 × 血肌酐/0.9 × − 1.209 × 0.993 × 年龄

(左惠娟)

第三节　临床合并症指标的采集和测量

临床合并症指标主要包括动脉粥样硬化性心血管病及慢性肾脏病（chronic kidney disease，CKD）。

2.3.1　动脉粥样硬化性心血管病

包括明确诊断的缺血性脑血管疾病、冠心病及外周动脉粥样硬化疾病。

2.3.1.1　缺血性脑血管疾病

缺血性脑血管疾病主要包括缺血性脑卒中及短暂性脑缺血发作（transient ischemic attack，TIA）。诊断主要依据典型的症状和头颅CT、磁共振等影像学检查。诊断及分类参照脑卒中章节。

2.3.1.2　冠心病

冠心病包括急性冠脉综合征和慢性冠脉综合征。诊断主要依据典型的胸痛症状，心绞痛发作时心电图变化、心肌酶或肌钙蛋白升高；冠状动脉造影或冠状动脉计算机体层摄影血管造影等。诊断及分类参照冠心病章节。

详细了解冠心病诊断时年龄（判断是否早发冠心病）、近1年内急性冠脉综合征病史；既往心肌梗死病史；既往冠状动脉旁路移植术或经皮冠状动脉介入史。

2.3.1.3　外周动脉粥样硬化性疾病

除心脑血管以外的动脉，因为粥样硬化斑块及血栓造成的狭窄或闭塞，可通过动脉造影和多普勒超声检查明确管腔狭窄、病变部位和范围及血流情况。诊断及分类参照外周动脉疾病章节。

2.3.2　慢性肾脏病

CKD诊断标准包括白蛋白尿［尿白蛋白/肌酐比值≥30 mg/g］、尿沉渣异常、肾小管功能异常引起的电解质及其他异常、肾组织学异常、肾影

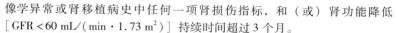

像学异常或肾移植病史中任何一项肾损伤指标，和（或）肾功能降低［GFR < 60 mL/（min·1.73 m²）］持续时间超过 3 个月。

CKD 患者基于 GFR 进行分期，采用慢性肾脏病流行病学协作（CKD-EPI）公式估算 GFR。

CKD 3 期：eGFR：30 ~ 59 mL/（min·1.73 m²）。

CKD 4 期：eGFR：15 ~ 29 mL/（min·1.73 m²）。

（左惠娟）

第四节 动脉粥样硬化性心血管病风险评估

ASCVD 总体风险评估危险因素干预决策的基础。按是否患有 ASCVD 分为二级预防和一级预防两类风险评估。在尚无 ASCVD 病史的一级预防人群中，采用我国人群长时队列建立的成人 10 年 ASCVD 发病危险和余生危险评估为分层依据[1-6]，划分为高危、中危和低危人群。在已有 ASCVD 病史的二级预防人群中，进一步划分出超高危和极高危人群[6]。

ASCVD 风险评估流程

1. 具有 ASCVD 病史者，为 ASCVD 二级预防目标人群。依据严重 ASCVD 事件结合高危险因素，分为超高危和极高危。危险分层的意义在于制定 ASCVD 患者降脂治疗策略和控制目标。

2. 无 ASCVD 病史者，为 ASCVD 一级预防目标人群。糖尿病患者（年龄≥40 岁）、LDL-C≥4.9 mmol/L、CKD 3 ~ 4 期、高血压 + 3 个危险因素定义为高危人群；LDL-C≥2.6 mmol/L + 高血压 + 1 个危险因素、LDL-C≥2.6 mmol/L + 3 个危险因素、LDL-C < 2.6 mmol/L + 高血压 + 2 个危险因素定义为中危人群。不符合上述高危和中危标准者定义为低危人群[5-7]。

3. 评估流程（图 2 – 4 – 1）。

4. ASCVD 风险一级预防评估建议[8] 建议就诊人群应进行 ASCVD 风险评估，用于指导心血管病一级预防。

（1）对于 10 年 ASCVD 风险达到高危或单个心血管病危险因素达到治疗起始值的个体，推荐进行经常性 10 年风险评估，每年评估 1 次，并与医师沟通，采取相应的临床治疗（Ⅰ类推荐，C 级证据）。

评估对象	危险分层	临床事件
有 ASCVD 病史	超高危人群	发生≥2 次严重 ASCVD 事件[a] 或发生过 1 次严重 ASCVD 事件，且合并≥2 个高危险因素[b]
	极高危人群	不符合超高危标准的其他 ASCVD 患者
		（1）严重 ASCVD 事件：①近期 ACS 病史（＜1 年）；②既往心肌梗死病史（除上述 ACS 外）；③缺血性脑卒中史；④有症状的周围血管病变，既往接受过血运重建或截肢 （2）高危险因素包括：① LDL-C≤1.8 mmol/L，再次发生严重的 ASCVD 事件；②早发冠心病（男＜55 岁、女＜65 岁）；③家族性高胆固醇血症（FH）或基线 LDL-C≥4.9 mmol/L；④既往冠状动脉旁路移植术（CABG）或经皮冠状动脉介入（PCI）史；⑤糖尿病；⑥高血压；⑦CKD 3~4 期；⑧吸烟

无 ASCVD 病史，进行下一步评估

无 ASCVD 病史	高危人群	1. 糖尿病患者（年龄≥40 岁） 2. LDL-C≥4.9 mmol/L 3. 慢性肾脏病 3~4 期 4. 高血压 +3 个危险因素[c] 5. LDL-C≥2.6 mmol/L + 高血压 +2 个危险因素[c]
	中危人群	1. LDL-C≥3.4 mmol/L +2 个危险因素[c] 2. LDL-C≥2.6 mmol/L +3 个危险因素[c] 3. LDL-C≥2.6 mmol/L + 高血压 +1 个危险因素[c] 4. LDL-C＜2.6 mmol/L + 高血压 +2 个危险因素[c]
	低危人群	不符合上述高危和中危条件的其他无 ASCVD 病史人群
		（3）危险因素包括：①吸烟；②低 HDL-C；③年龄≥45/55 岁（男性/女性）

注：LDL-C，低密度脂蛋白胆固醇；TC，总胆固醇；CKD，慢性肾脏病；ASCVD，动脉粥样硬化性心血管病；HDL-C，高密度脂蛋白胆固醇；1 mmHg = 0.133 kPa。

图 2-4-1 ASCVD 风险评估流程

（2）对于 35 岁及以上存在心血管病危险因素的个体（如高血压、糖尿病、血脂异常、超重或肥胖、吸烟等），推荐每 1~2 年进行 1 次 10 年风险评估（Ⅰ类推荐，C 级证据）。

（3）对于 35 岁及以上不存在心血管病危险因素的个体，应当密切关注自身健康状况，每 2~3 年进行 1 次 10 年风险评估（Ⅱa 类推荐，C 级证据）。

（4）对于 20~34 岁个体，应关注自身的心血管病危险因素，考虑每 3~5 年进行 1 次 10 年 ASCVD 风险评估（Ⅱa 类推荐，C 级证据）。

（左惠娟）

参考文献

扫码查看参考文献

第三章 心血管病危险因素干预

第一节 吸烟干预

3.1.1 戒烟的益处

戒烟2个月后，戒烟者的血压和心率开始下降。

戒烟1年时，冠心病的发病风险降低50%。

戒烟1年后脑卒中再发风险降低20%，5年后降至与不吸烟者相同。

戒烟使经冠状动脉介入治疗后心血管死亡相对风险降低44%，冠状动脉旁路移植术后心血管死亡相对风险降低75%。[1]

戒烟使间歇性跛行静息痛发生率降低16%。[2]

戒烟是挽救生命最经济有效的干预措施，据报道戒烟的年费用为2000~6000美元，相当于降压费用的1/5，降脂费用的1/25。[3]

3.1.2 戒烟的原则

持续掌握和记录烟草使用状况，积极治疗每位吸烟者；鼓励每一位有戒烟意愿的吸烟者都接受医学咨询和指南建议的药物治疗；对尚无戒烟意愿者，采用有效的激励性治疗增加尝试戒烟的可能性；药物治疗和医学咨询相结合的疗效优于任意单一治疗方式[3]。

3.1.3 戒烟流程

简短戒烟流程见图3-1-1[4]。

3.1.4 戒烟的措施

3.1.4.1 判断戒烟意愿

戒烟过程中，吸烟者通常会经历5个不同的阶段：尚未准备戒烟期、戒烟思考期、戒烟准备期、戒烟行动期、戒断维持期。部分吸烟者在戒烟后会复吸。判断吸烟者处于哪一阶段，便于针对性指导（图3-1-2）[4]。

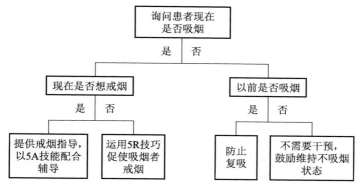

图3-1-1　简短戒烟流程

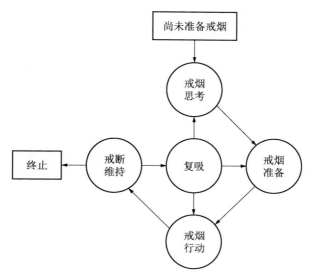

图3-1-2　行为改变期的几个阶段

3.1.4.2 医学咨询

这是戒烟服务最重要的手段。医护人员在与患者接触时为其提供 3 ~ 5 min 的戒烟建议和帮助，可通过戒烟热线为戒烟者提供帮助。

3.1.4.3 5A 技能

可直接、快捷确定有意戒烟的吸烟者，并确认如何采取较好的途径帮助他们成功戒烟（图 3 - 1 - 3）。

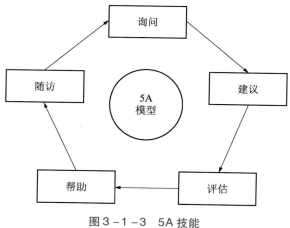

图 3 - 1 - 3 5A 技能

（1）询问（ask）：每一次到访时询问烟草的使用情况，保证每次就诊的烟草使用情况记录在病历中，了解患者的健康状况（图 3 - 1 - 4）。

（2）建议（advice）：建议所有的吸烟者戒烟，要使用清晰、强烈和个性化的语言。

（3）评估（assess）：评估戒烟意愿。如果愿意戒烟，则提供戒烟的强化干预；如果目前不想戒烟，则提供动机干预，增加以后戒烟的可能性（图 3 - 1 - 5）。

（4）帮助（assist）：帮助吸烟者制订戒烟计划，帮助解决常见问题。确定一个 2 周内的戒烟开始日；嘱戒烟者通知家人、朋友和同事，获得他

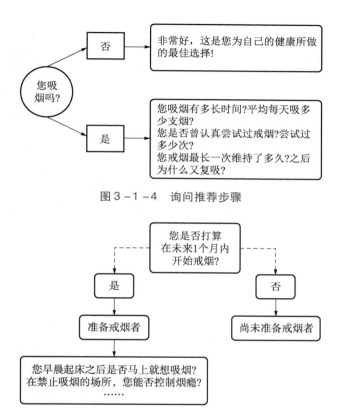

图 3 - 1 - 4 询问推荐步骤

图 3 - 1 - 5 评估步骤

们的支持；预期可能的挑战，尤其是戒烟开始的几周，包括处理尼古丁戒断综合征；去除生活环境中与烟草有关的物品；回顾以往的戒烟经历；找出戒烟成功的原因和戒烟的益处。推荐使用戒烟药物，提供社会支持和辅助材料（图 3 - 1 - 6）。

（5）随访（arrange）：在开始戒烟后安排随访。回顾戒烟进展。如果出现复吸，则鼓励患者重复戒烟尝试；分析导致复吸的原因，并以此作为学习经验，回顾使用的戒烟药物和出现的问题（图 3 - 1 - 7）。

基层心血管病综合管理实践指南 **2024**

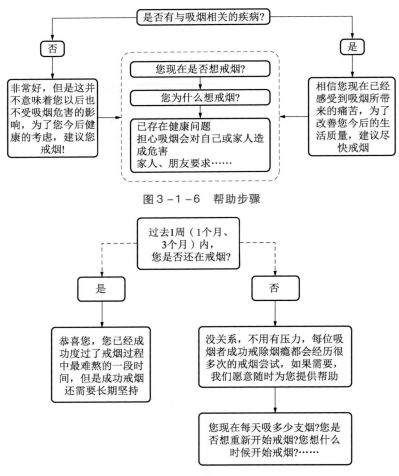

图 3 - 1 - 6　帮助步骤

图 3 - 1 - 7　随访步骤

3.1.4.4　5R 干预技术

对于目前还不想戒烟的吸烟者，建议采取 5R 措施，来动员其增强戒

34

烟动机，促使戒烟。

（1）相关（relevance）：帮助吸烟者懂得戒烟是与个人密切相关的事。

（2）风险（risk）：让吸烟者知道吸烟可能对健康的危害及对他人的影响。

（3）益处（rewards）：让吸烟者认识戒烟的潜在益处，并说明和强调与吸烟者最可能相关的益处。

（4）障碍（roadblock）：应告知吸烟者在戒烟过程中可能遇到的障碍和挫折，并告知其如何处理。

（5）重复（repetition）：对每一个不愿意戒烟者，都重复以上的干预。刚戒烟者复吸可能性很大。防止复吸是戒烟过程中非常重要的环节。

3.1.4.5 戒烟药物

WHO 推荐的一线戒烟药物包括尼古丁替代治疗相关制剂、安非他酮和伐尼克兰。除存在禁忌证或缺乏充分证据的人群（如妊娠女性、无烟烟草使用者、轻度吸烟者、青少年）以外，临床医师应鼓励所有尝试戒烟的患者使用这些药物（表 3 - 1 - 1）。

表 3 - 1 - 1 戒烟药使用方法和注意事情

药物名称	用法用量	注意事项
尼古丁替代治疗（咀嚼胶、贴片）	尼古丁咀嚼胶 2 mg，无效者用 4 mg。大部分吸烟者每天需用 8 ~ 12 片，最大剂量不超过 24 片。1 个疗程至少需要 3 个月，然后逐渐减量。当每天只需 1 ~ 2 片时，可结束治疗。不主张使用超过 1 年。尼古丁贴片，在戒烟开始的 12 周内，每天使用 1 片，15 mg/16 h；在随后的 2 周内，每天使用 1 片，10 mg/16 h；在最后的 2 周内，每天使用 1 片，5 mg/16 h。不良反应：因给药途径不同可引起皮肤过敏及口腔、咽、鼻、喉不适及恶心等症状。注意事项：尼古丁咀嚼胶和舌下含片必须在餐后或饮用酸性饮料 15 min 后使用	不稳定型或恶化型心绞痛、AMI、严重心律失常者禁用。有严重心血管病的患者（如闭塞性外周血管疾病、脑血管疾病、稳定型心绞痛和失代偿性心衰）、血管痉挛、未能控制的高血压、中重度肝脏疾病、严重肾脏疾病、十二指肠和胃溃疡患者慎用

（续表）

药物名称	用法用量	注意事项
安非他酮	在戒烟日前1周开始服用。第1周前3天每日1次，每次150 mg；后4天，剂量不变但改为每日2次，2次服药间隔不少于8 h，晚上忌用。从第2周至治疗结束再恢复前3天的用法。7～12周为1个治疗期。不良反应：困倦和口干，也有湿疹及其他过敏反应引起的瘙痒、荨麻疹、血管神经性水肿等	不能与氟西汀、金刚烷胺等同时使用。肝肾功能损害患者慎用。禁忌证：癫痫发作患者，使用其他含有安非他酮成分药物的患者，现在或既往诊断为贪食症或厌食症的患者，突然戒酒或停用镇静剂的患者。不能与单胺氧化酶抑制剂联用，两药服用间隔至少应为14 d
伐尼克兰	在戒烟前1～2周开始服用本品，疗程为12周。第1～3天，0.5 mg，每日1次；第4～7天，0.5 mg，每日2次；第8天至治疗结束：1 mg，每日2次。对于经12周治疗戒烟成功的患者，可考虑续加1个12周的疗程，剂量为每日2次，每次1 mg。不良反应：恶心是伐尼克兰最常见的不良反应，此外还有睡眠障碍、便秘、胀气、呕吐等	肝功能不全患者不需调整剂量。重度肾功能不全患者应减量使用。有报道出现严重精神神经症状、血管神经性水肿、超敏反应、严重皮肤反应。当观察到患者出现上述症状或表现时，立即停止服用本药，同时给予相应治疗。用伐尼克兰后某些心血管不良事件的发生率高于安慰剂，应慎重对待

3.1.5　随访和复吸处理

　　我国ACS患者6个月戒烟率为64.6%，复吸率为35.4%。复吸的主要原因是吸烟的欲望（占90.32%），其他原因占9.68%。尼古丁依赖评分4分以上是预测患者复吸的独立危险因素。对吸烟的心血管病患者出院后给予至少1个月的随访监督。使用戒烟药物可提高戒烟成功率。

　　"中国戒烟平台"小程序为戒烟资源一站式平台，是由健康中国行动控烟行动工作组指导，世界卫生组织驻华代表处、中国疾病预防控制中心2022年联合制作。"中国戒烟平台"微信小程序内容包括：戒烟热线、戒烟门诊信息、移动戒烟资源等。旨在统筹各个机构及各省市戒烟资源，向各地公众提供集便捷与高效为一体的戒烟服务渠道[5]。

（姜垣）

参考文献

扫码查看参考文献

第二节　饮酒干预

3.2.1　戒酒的益处

即使对少量饮酒者，减少酒精摄入也能减少心血管病发病风险[1,2]。

减少酒精摄入，可使收缩压、舒张压下降[3]。

减少 2 型糖尿病发生风险[4,5]，减轻胰岛素抵抗和高胰岛素血症，改善糖耐量和其他心血管病危险因素[6]。

3.2.2　戒酒的原则

目前认为最安全的饮酒量为零[7]，对患有心血管病者，强烈建议滴酒不沾。

出于社交等非健康原因不得不饮酒，每人每日最高饮酒量（折合酒精摄入量）：成年男性不超过 25 g，成年女性不超过 15 g。

针对饮酒量和频率不同的患者，应采取不同程度和内容的干预手段。

了解饮酒与个人和环境的多种因素相关，有针对性地干预，对症下药。

3.2.3 戒酒干预的流程

对饮酒者进行干预，包括评估、反馈、建议、帮助、随访等步骤[8]，关键步骤是反馈和建议（图 3 - 2 - 1）。

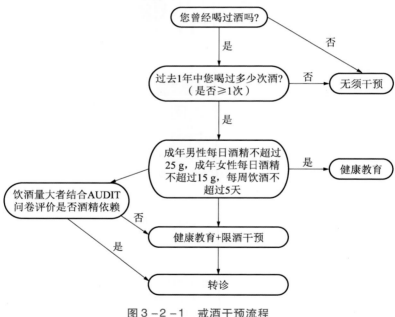

图 3 - 2 - 1　戒酒干预流程

首先进行酒精使用情况的评估，而后根据评估结果实施个体化的饮酒健康教育、提供建议和咨询等干预措施，以减少危险和有害饮酒。干预无效者应考虑转诊至专业酒精或药物依赖治疗机构。

3.2.4 戒酒干预的措施

3.2.4.1 酒精使用情况评估

酒精使用情况评估可以识别出低（高）风险饮酒、有害饮酒或酒精依赖者，为制定干预方案提供依据。

评估方法包括饮酒情况问诊和饮酒自评问卷。为更高效地评价患者饮酒情况，问诊可考虑涵盖附录 1 中的内容。饮酒自评问卷采用 WHO 制定的《酒精使用障碍筛查问卷（AUDIT）》（表 3 - 2 - 1）。

表 3 - 2 - 1　酒精使用障碍筛查问卷

酒精使用障碍筛查问卷（AUDIT）（请根据近 1 年的情况填写）				
0 分	1 分	2 分	3 分	4 分
1. 您多长时间喝一次酒？				
从未喝过	每月 ≤1 次	每月 2～4 次	每周 2～3 次	每周 ≥4 次
2. 一般情况下您一天喝多少酒＊？				
半瓶～1 瓶啤酒	1～2 瓶啤酒	2～3 瓶啤酒	3～4 瓶半啤酒	≥5 瓶啤酒
3. 您一次喝酒达到或超过 3 瓶啤酒或 2 两 56 度白酒的情况多长时间出现一次？				
从未有过	每月不到 1 次	每月 1 次	每周 1 次	几乎每天 1 次
4. 近一年来您发现自己一喝酒就停不下来的情况多长时间出现一次？				
从未有过	每月不到 1 次	每月 1 次	每周 1 次	几乎每天 1 次
5. 近一年来您发觉因为喝酒而耽误事的情况多长时间出现一次？				
从未有过	每月不到 1 次	每月 1 次	每周 1 次	几乎每天 1 次
6. 近一年内您在大量饮酒后早晨第一件事是需要再喝酒才能提起精神来的情况多长时间出现一次？				
从未有过	每月不到 1 次	每月 1 次	每周 1 次	几乎每天 1 次
7. 近一年来您酒后感到自责或后悔的情况多长时间出现一次？				
从未有过	每月不到 1 次	每月 1 次	每周 1 次	几乎每天 1 次
8. 近一年来您由于饮酒以至于想不起前一天所经历的事情的情况多长时间出现一次？				
从未有过	每月不到 1 次	每月 1 次	每周 1 次	几乎每天 1 次

（续表）

酒精使用障碍筛查问卷（AUDIT）（请根据近 1 年的情况填写）				
0 分	1 分	2 分	3 分	4 分
9. 您曾因为喝酒弄伤过自己或别人吗？				
没有过	—	但近 1 年没有	—	近 1 年有过
10. 您的亲戚朋友、医师或别的保健人员曾经担心您的喝酒情况或者劝您要少喝一些吗？				
没有过	—	但近 1 年没有	—	近 1 年有过

注：* 为半瓶啤酒相当于 38 度白酒半两，56 度白酒 3 钱。实际摄入酒精量的计算方法为酒瓶标示的酒精含量（% v/v）× 饮用的毫升数/100 × 0.8。如饮用 1 瓶啤酒（600 mL），酒精含量标示为 3.5% v/v，实际摄入酒精量为 3.5 × 600/100 × 0.8 = 16.8 g。

3.2.4.2 干预内容

根据酒精使用情况评估结果给以不同强度的干预方案。包括饮酒健康教育、提供建议、咨询及转诊等（表 3 - 2 - 2）。

表 3 - 2 - 2 根据饮酒筛查结果选择不同强度的干预方案

AUDIT 评分*	饮酒问诊判断	干预方案
0 ~ 7	低风险饮酒	健康教育
8** ~ 15	高风险饮酒	提供建议
16 ~ 19	有害饮酒	提供建议、咨询及持续监测
20 ~ 40	酒精依赖	转诊至专科医师进行诊断评估和治疗

注：* 为评估结果的解释，应结合临床判断，尤其是当 AUDIT 评分在 15 ~ 20 分时；AUDIT 为酒精使用障碍筛查问卷；** 为 WHO 建议将 65 岁以上饮酒者的 AUDIT 分界值定为 7 分。

1. 健康教育 对过去饮酒的患者提醒避免恢复饮酒，对不饮酒者可作为预防措施。对于低风险饮酒者或戒酒者予以肯定，并提醒患者如果饮酒，一定要保持在推荐的限量内（成年男性每日酒精不超过 25 g，成年女性不超过 15 g，每周饮酒不超过 5 d）。对能够遵从的患者给予鼓励。

2. 建议 最重要的是督促患者制定目标并改变其饮酒行为。引导患者自行制定目标，有困难者可由医务人员根据患者情况制定。如果有晨起恶心/颤抖或大量饮酒而不醉等酒精依赖症状，需要戒酒。如果大部分时间都不过量饮酒，且能控制饮酒，则可考虑减少饮酒量。

可考虑建立患者互助小组，分享经验，得到来自同伴的鼓励、帮助和监督。

3. 咨询 了解患者过量饮酒的起始及维持因素、饮酒相关问题的严重性及相关后果，判断患者所处的动机改变水平，使咨询内容适合患者目前的动机水平。如患者对改变饮酒行为毫无兴趣，应将建议重点放在反馈信息上，多鼓励患者采取行动；如患者已经开始考虑采取行动，应将建议重点放在采取行动的好处、延迟行动的风险和如何迈出第一步；如患者已经为采取行动做好了准备，建议重点放在限制饮酒目标的制定和确保执行上。

4. 转诊至专科医师 AUDIT 评分 20～40 分，一般属于酒精依赖者。应转诊给戒酒/精神专科医师（如果可能）进行诊治。如果患者历经几个月仍难以实现和保持减少饮酒的目标，也应考虑转诊进行专业强化治疗。

3.2.5 持续监测

饮酒干预很难一蹴而就，须进行持续监测。检测内容包括是否有了限制饮酒的动机，是否已付诸行动、行动的力度，工作、生活环境中的影响因素等，据此确定对患者进行干预的内容和力度。

附录1 酒依赖患者初筛

酒依赖的表现复杂多样，为使临床医师易于掌握，使临床辨认更简单、直接，《酒精相关障碍的诊断与治疗指南》中将酒依赖者病史中的常见表现归纳如下：

1. 视饮酒为生活中最重要或非常重要的事，在心目中占据中心地位，念念不忘。

2. 饮酒量逐渐增加，如从一年前的 2 两/d 增至目前的 8 两/d。

3. 饮酒速度快。一般社交性饮酒者总是看场合和气氛，且大多饮酒速度较慢。酒依赖者则不同，他们往往大口饮酒，尤其是开始时的几杯。

4. 经常独自饮酒，即在饮酒时避开朋友及家人，自斟自饮。也有人喜欢躲到酒吧内一个人埋头独饮。

5. 以酒当药。用酒来解除情绪困扰，如每当情绪不佳时即借酒浇愁。

6. 有藏酒行为，在患者的办公桌、床底及其他隐蔽处，经常发现酒瓶，且追问时患者常否认或搪塞。

7. 常常酒后忘事，即对饮酒及酒后一段时间内发生的事全然忘记，尽管当时并没有深醉。

8. 无计划饮酒。即常常在进行别的事情（如外出约会、下班回家等）时，被突如其来的念头驱使，走进酒馆，且一杯下肚，便难以控制。

9. 晨起饮酒。一些酒依赖者早晨醒来，先摸过酒瓶，饮上两口，控制心慌、手抖等症状，然后再起床洗漱及从事其他事情。

10. 睡前饮酒。用酒来帮助睡眠，不饮酒则难以入睡。

11. 喜欢空腹饮酒，即饮酒时不吃菜且很少吃主食。这种情况多见于酒依赖后期。

12. 选择酒的品牌。临床发现，大多数酒依赖者选择高度酒的品牌。我们见到的酒依赖者大多选择一些中低档的白酒（如二锅头酒），除非万不得已，才勉强用其他品牌替代。

13. 因饮酒常与家人（尤其是配偶）争吵，影响家庭和睦，或因饮酒影响工作。

14. 曾经戒过酒，但时间不长又旧病复发，不能控制。

一般说来，如果某一个体的饮酒行为出现上述表现中的 3 条以上，即应高度怀疑为酒依赖者，应进一步检查，并尽可能进行早期干预。

（王馨）

参考文献

扫码查看参考文献

第三节　膳食干预

3.3.1　膳食干预的获益

膳食干预在预防心血管病发生、控制病情发展、减缓并发症发生、提高生活质量等方面都有重要作用。

健康膳食可预防心血管病的发生。

增加全谷物摄入可降低 21% 的心血管病发生风险。

限盐补钾可使高血压患者全因死亡风险降低 33%。

增加含 ω-3 多不饱和脂肪酸的食物摄入（如深海鱼、坚果等）可降低 8% 的心肌梗死和 7% 的冠心病发生风险。

3.3.2　膳食干预的原则

保持合理膳食结构是维持和促进健康的基础。

保持健康饮食习惯和控制膳食总能量是促进心血管健康的关键。

充分利用当地食物资源，做到食物多样，多吃蔬菜水果，减少肥畜肉、食盐和食用油摄入量。

3.3.3　膳食营养干预流程

针对一般人群、心血管病高危人群及心血管病患者，通过收集个人膳食信息、评估膳食营养摄入状况，有针对性的给予群体及个性化指导，并进行随访管理（图 3 - 3 - 1）。

3.3.4　膳食营养干预的措施

3.3.4.1　膳食评估

《中国居民膳食营养素参考摄入量》《中国居民膳食指南》及心血管病膳食指南/建议等可作为膳食评估参考依据。对个体平均每日各类食物摄入量与推荐量进行比较，结合个体的心血管健康状况，进行快速评估。

第一，膳食信息收集及评估。采用简易的食物频率问卷（表 3 - 3 - 1），询问过去一定时间（3 个月、半年、1 年等）的饮食状况，快速评价个人饮食习惯、各类食物消费频率及重量等。

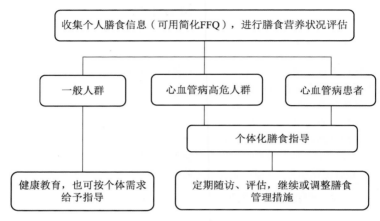

图 3-3-1　膳食营养评估指导建议流程

注：FFQ 为食物频率问卷。

表 3-3-1　食物频率问卷

食物种类	食用频率				平均每次食用量
	次/天	次/周	次/月	几乎不吃	
主食（大米/小麦面粉）					_____ g
杂粮（玉米/燕麦/杂豆）					_____ g
薯类（土豆/芋头/红薯等）					_____ g
大豆（黄豆/青豆/黑豆）及其制品					_____ g
新鲜蔬菜					_____ g
新鲜水果					_____ g

食物频率表中的第一列食物种类可以自行确定，通常应该包括粮谷类食物、畜禽肉类、鱼虾类、新鲜蔬菜、新鲜水果、奶蛋类等；第二列是食用频率，可以按照每天、每周、每月、几乎不吃等；第三列是平均每次食用量。根据上述分析得出干预对象的膳食状况并进行评价。如食物摄入不足、合理、过量，膳食结构不合理等。

第二，个体化膳食指导与干预。根据干预对象的膳食问题，实施干预指导。

第三，定期随访与评估，适时调整优化膳食指导措施。

3.3.4.2　干预方案

膳食干预方案要视个人情况有针对性地制定。依据个体膳食评估结果，结合自身的体重、腰围、血压、血糖、血脂等健康指标，以体重为切入点制定干预方案。总原则为控制总能量摄入，保持碳水化合物、脂肪、蛋白质供能比在合适范围内，控制钠摄入量，同时保证重要微量营养素满足需要（表3-3-2）。

表3-3-2　膳食营养管理措施

营养状况	管理措施
体重不足	少量多餐，保证能量摄入，使体重达到正常水平； 增加蔬菜水果，食盐<5 g，食用油<25 g； 保证蛋白质摄入：多选用鱼肉、鸡肉、大豆蛋白及瘦肉，三餐蛋白质均匀分布； 适量运动； 戒烟限酒
体重正常	维持平衡膳食，增加蔬菜水果、粗杂粮、豆类、鱼类，减少肥肉、咸菜，食盐<5 g，食用油<25 g； 戒烟限酒
超重/肥胖	控制能量摄入，逐步使体重减至正常； 主食适量，用粗杂粮代替至少1/3的主食，控制含糖饮料； 食盐<5 g，食用油<25 g； 不吃肥肉、荤油和动物内脏，油炸、煎烤改为蒸、煮、炖的烹饪方式； 增加身体活动量，多选择有氧运动； 戒烟限酒

3.3.5　随访管理

改变不健康的饮食习惯需要长期坚持。因此，对管理人群，特别是心血管病高危人群和患者进行跟踪和面对面随访非常重要。随访的主要内容是再次了解其膳食状况，评估膳食改变或调整的结果、没有或不愿意进行改变的原因，并在此基础上再次确立改善和调整的目标。如此周而复始，直至实现健康膳食目标。对一般人群，可通过电话、小组讨论等形式进行随访，以促进更多的人达到健康膳食知识－信念－行为的统一。

（宋鹏坤　赵文华）

参考文献

扫码查看参考文献

第四节　身体活动不足干预

3.4.1　身体活动干预的益处

身体活动对于心脑血管病及危险因素的获益：

规律的身体活动对降低慢性病的患病风险有积极作用，如可以减轻体重，降低血压、血脂，减少心脏病、2 型糖尿病、乳腺癌和结肠癌的发病危险[1]。

无论是健康人群还是心血管病患者，规律的身体活动可以降低全因死亡率20%～30%，且存在剂量反应关系[2]。

安全有效的运动能显著提高患者的运动耐量、改善症状和心功能。

3.4.2　身体活动不足干预原则

对健康人群、心血管病高风险人群、心血管病患者及康复人群，适当的身体活动是预防、治疗和康复的必要手段。健康人身体活动的目标在于提高心肺机能、增强体质，积极干预冠心病危险因素；心血管病患者通过积极主动的身体活动，帮助患者缓解症状，改善心血管功能，提高生活质量；心脏病康复期患者身体活动的目标在于提高患者的心脏功能水平，改善疾病的自然进程，减少再发病率和死亡率，提高生存质量，回归社会。

心血管病患者的身体活动需要与患者的身体状况、运动能力、疾病情况相适应，应遵循因人而异、量力而行、循序渐进、实用有效、全面系统、安全可行的原则。

心脏病患者的运动管理，实际上是重塑健康生活方式的过程，需要持续运动干预才能达到效果。

运动的有效性与安全性是不可分割的两个方面。安全是第一基本原则。运动的风险可能出现在运动中，也可能在运动后，甚至更长时间。若过于强调运动的安全性，降低强度，则无法达到预期效果。

为了实现运动的安全性、有效性和可持续性，要求运动方案是个体化的，动态的，而不是一个方案适用所有人，或长期使用。

3.4.3　身体活动不足干预的流程

制订身体活动干预的过程：首先，需要采集干预者的基本信息、评定其定量负荷能力和运动水平以及筛查运动风险；其次，按照运动处方的要素制订个性化运动处方；最后，严格执行运动处方的内容。具体过程见图3－4－1。

心血管病的状态与建议行为见表3－4－1。

表3－4－1　心血管病状态与建议行为

疾病状态	建议行为
冠状动脉疾病患者	完整的病史，身体检查和分级运动测试
确认有左心室功能障碍、心肌缺血或心律失常等异常状况的患者	在开始锻炼前，需要对已证实的异常情况进行药物或外科治疗
高危人群：不稳定心绞痛、严重主动脉狭窄、不可控心律失常及失代偿性、充血性心力衰竭、急性心肌炎或传染病	应该推迟锻炼直到问题得到控制

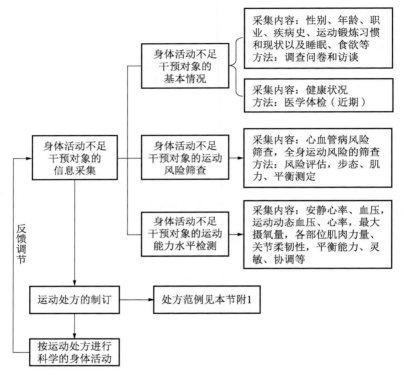

图 3 - 4 - 1　身体活动干预流程

3.4.4　身体活动不足干预的措施

3.4.4.1　运动处方的要素

运动处方是心血管病患者进行身体活动的指导性建议,应根据患者的体能水平和身体状况确定其运动要素的种类、强度、时间和频率4个方面。

1. 健康运动要素　用于提高心肺功能的有氧运动,用于提高肌肉力量和骨骼健康水平的抗阻力量训练,用于改善关节活动度或放松紧张肌肉的伸展运动。

2. 所有健康运动要素在一周内至少要重复进行 3 次。

3. 运动如果作为一种治疗手段，就必须达到一定的强度才能实现效果。安全有效的运动要求在靶心率区间持续 20 ~ 60 min[3]，可根据身体情况间歇完成。靶心率 =（最大心率 - 安静心率）×（0.6 ~ 0.8）+ 安静心率。身体活动强度的分类详见附录 3、附录 4[4]。

4. 低危患者运动康复时无须医学监护，中危患者可间断进行医学监护，高危患者需严格连续医学监护或转诊至有心脏康复的上级医院。

5. 锻炼时如感觉轻松或过于吃力，可稍调节内容和次数；以锻炼后次日不感到明显疲劳为宜。

6. 监控运动前后的血压、心率、心率恢复速率及血糖，避免运动前后过高或过低的血压、血糖，达到药物、运动、饮食有机配合。

7. 严寒、酷暑或身体不适时，应停止锻炼。

3.4.4.2　心血管病稳定期运动处方程序和锻炼方法

1. 准备活动 5 ~ 10 min，身体各关节轻微活动，心率接近靶心率。

2. 主体活动　步行或慢跑，基础体力练习。

（1）慢走与快走或者慢跑交替，步行由慢 – 快 – 慢，用 10 min 走完 1200 m，速度 2 步/s，休息 3 ~ 5 min，再用 10 min 走完 1300 m。心率在靶心率范围内（备选慢跑 10 min，慢跑速度开始 100 ~ 110 m/min，逐渐增到 120 ~ 180 m/min。运动时心率控制在 40 岁 140 次/min；50 岁 130 次/min；60 岁 120 次/min 以内为宜）。

（2）基础体力练习 10 min：从座椅上反复坐起 20 个，提脚跟 50 次，扶墙蹲起 20 次，俯卧撑 15 个（根据体能情况可以采用上斜俯卧撑）。

3. 整理活动 5 ~ 10 min，心率恢复接近安静心率。

3.4.4.3　身体活动建议

作为预防性治疗策略，运动处方与药物治疗同样重要。适度运动在健康人群中的效果最佳，增加强度或者量，运动的获益会更大。有心血管慢性疾病的患者在进行身体活动前应咨询医师，并在专业人员指导下进行，如身体允许，可参照同龄人群身体活动推荐，如身体不允许，鼓励在医学监督下，辅助患者从极低强度活动开始逐渐增加活动，尽可能避免长期卧床或静止不动[5]，各年龄段身体活动建议详见附录 5。

3.4.5　身体活动的维持

1. 在干预一个时期以后（4~6 周），需再进行身体健康检查、运动风险筛查和运动能力水平测定，用以评价运动处方干预效果，重新调整运动方案，从而保证运动干预与身体状况相适应。

2. 开始运动不足一年的，需要每月复查。

3. 坚持运动一年以上的，可以 3 个月甚至半年复查一次。

4. 不同身体状况的人，复查的间隔时间不同。身体状况差、病情不稳定的，复查间隔要短，如 2 周一次复查，而且运动中要监测血压、心率、血氧、血糖等。身体状况好的，复查间隔可以长，如 3 个月甚至半年，运动中监测指标减少，可以仅进行心率监测。

附录 2　运动处方范例（卡片式）

姓名		性别		年龄	
健康状况					
身体素质状况					
运动目的					
运动内容					
每次锻炼时间					
每周锻炼次数					
注意事项					
复查日期					
日期	锻炼情况		身体反应		

附录3 身体活动强度分类及举例

强度	MET	% HRmax	RPE	举例	谈话测试
轻度	1.1~2.9	50~63	10~11	步行（速度<4.7 km/h），较轻的家务活动	
中度	3~5.9	64~76	12~13	快走（4.8~6.5 km/h），较慢的骑行（12~15 km/h），绘画/装饰，吸尘，园艺（修剪草坪），高尔夫（拉杆手推车），网球（双打），交际舞，水中健美操	呼吸加快，但可以说完整的句子
重度	≥6	77~93	14~16	健步走，慢跑，骑行≥15 km/h，重园艺（连续挖掘或锄地），游泳，网球单打	呼吸困难，不适合进行交谈

注：MET为代谢当量，MET估计为给定活动的能量成本除以休息能量消耗，1 MET=3.5 mLO$_2$/（kg·min）。% HRmax为最大心率范围。

附录4 自我用力感觉程度量表

Borg 评分	自我理解的用力程度
6~8	非常非常轻
9~10	很轻
11~12	较轻松
13~14	稍用力
15~16	用力
17~18	很用力
19~20	非常非常用力

附录 5　中国居民身体活动

各年龄段中国居民身体活动建议

年龄段	身体活动指南
2 岁以下	1. 每天与看护人进行各种形式的互动式玩耍。2. 能独立行走的幼儿每天进行至少 180 分钟身体活动。3. 受限时间每次不超过 1 小时。4. 不建议看各种屏幕
3~5 岁	1. 每天进行至少 180 分钟身体活动，其中包括 60 分钟活力玩耍，鼓励多做户外活动。2. 每次静态行为不超过 1 小时。3. 每天视屏时间累计少于 1 小时
6~17 岁	1. 每天进行至少 60 分钟中等强度到高强度的身体活动，且鼓励以户外活动为主。2. 每周至少 3 天肌肉力量练习和强健骨骼练习。3. 减少静态行为。每次静态行为持续不超过 1 小时；每天视屏时间累计少于 2 小时
18~64	1. 每周进行 150~300 分钟中等强度或 75~150 分钟高强度有氧活动，或等量的中等强度和高强度有氧活动组合。2. 每周至少进行 2 天肌肉力量练习。3. 保持日常身体活动，并增加活动量
65 岁以上	1. 成年人身体活动推荐同样适用于老年人。2. 坚持平衡能力、灵活性和柔韧性练习。3. 如身体不允许每周进行 150 分钟中等强度身体活动，应尽可能地增加各种力所能及的身体活动

（郭建军）

参考文献

扫码查看参考文献

第五节　社会心理干预

3.5.1　社会心理因素干预益处

心理平衡是保证健康心脏的重要措施之一。

过量的心理应激反应，尤其是负性的心理反应会增加心血管患病危险。

抑郁焦虑的缓解可以改善心血管病特别是心力衰竭的预后。

社会心理因素干预有助于减轻个体的社会心理应激、抑郁和焦虑水平，帮助改变不良的行为习惯，从而提高生活质量，改善疾病预后。

3.5.2　社会心理因素干预原则

对社区心血管病患者进行心理健康状态初筛。

具体治疗时要始终注意贯彻治疗的"个体化"。

若心血管病危险因素与精神障碍（如抑郁）或社会心理因素相关时，应积极干预社会心理危险因素，达到预防心血管病的目的。

对心血管病伴精神心理症状的患者，进行综合健康教育、运动和心理治疗等多模式的干预，改善其心理健康水平。

对于有典型的抑郁、焦虑症状的个体，应考虑进行药物治疗。

药物治疗抑郁症是有效的，但必要关注抗抑郁药在心血管方面的不良反应以及与心脏药物的潜在相互作用。

根据躯体疾病和抑郁焦虑状态的严重程度，选择不同的治疗方案。以躯体症状为主、情绪症状不严重的患者，应以躯体对症治疗为主，同时注意实施心理疏导；以情绪症状为主、躯体症状不严重的患者，在常规躯体治疗的同时，重点实施精神科治疗。

3.5.3 社会心理因素干预流程（图3-5-1）

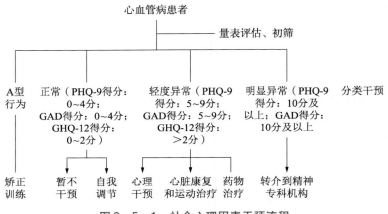

图3-5-1 社会心理因素干预流程

3.5.4 社会心理因素干预措施

（一）评估问卷

心血管病患者中合并抑郁焦虑状态者较常见，基层单位可选用一些患者自评量表进行评估。

1. 抑郁状态评估 患者健康问卷（PHQ-9）是评估近2周情绪状态的自评问卷。共9道题。总分越高，抑郁状态的可能性越大。0~4分，没有抑郁；5~9分，可能为轻度抑郁；10分及以上为中重度抑郁。

2. 焦虑状态评估 广泛性焦虑自评量表（GAD-7）是评估近2周焦虑状态的自评问卷。共7道题。总分越高，焦虑状态的可能性越大。0~4分代表没有焦虑；5~9分，可能为轻度焦虑；10分及以上为中重度焦虑。

3. 一般健康问卷（GHQ-12） GHQ-12问卷评定一般人群的心理健康状况，可用于社区人群心理健康状态的筛查。共12题。每道题4个答案，回答前两项者计0分，回答后两项者计1分，总分范围为0~12分，0~2分代表心理状态正常，≥3分为心理状态异常。

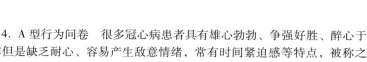

4. A 型行为问卷　很多冠心病患者具有雄心勃勃、争强好胜、醉心于工作但是缺乏耐心、容易产生敌意情绪,常有时间紧迫感等特点,被称之为 A 型行为类型,而相对缺乏这类特点的行为称之为 B 型行为。A 型行为问卷共 60 道题,分为 CH、TH 和 L 三个分量表。L 量表为测谎题,超过 7分,总量表得分无效。37～50 分:典型 A 型人格;29～36 分:偏 A 型人格;27～28 分:中间型;19～26 分:B 型人格。

(二) 筛查

对于怀疑存在抑郁、焦虑的心血管病患者,可采用上述评估问卷进行初步筛查。对于不同的筛查结果,给予不同的干预措施。必要时转诊到精神专科机构。

(三) 干预

1. 分类干预

(1) 筛查正常者　对于暂无抑郁或焦虑状态者,暂时可不给予干预或通过自我调节缓解情绪。对于具有 A 型行为的患者,建议采取矫正训练方法,改善患者的认知,从而改善患者的不良情绪或行为。

(2) 筛查轻度异常者　存在轻度抑郁或焦虑状态者,建议可采取心理干预方法缓解抑郁或焦虑,或在精神科医师的指导下使用抗抑郁药或抗焦虑药。

(3) 筛查明显异常者　存在中度及以上抑郁或焦虑状态者,建议直接转诊到精神专科机构。

2. 综合干预

对已发现存在有情绪障碍的心血管病患者在治疗上多采用各种方式共同干预,除常规健康教育、心理支持治疗、药物治疗外,音乐疗法、气功及心血管康复运动也可以减轻心血管病患者的抑郁焦虑状态,使患者形成良好的生活习惯和积极的生活态度,从而更好地控制心血管病危险因素。

(1) 心理干预[1] (B,2a)　心理干预可以通过给予患者适当的医学知识,正确指导患者正常生活,减轻其对疾病的担忧恐惧,给予患者精神上的支持鼓励等方法,减少心理压力[2] (B,2a)。可根据评估结果开展不同强度和不同形式的干预[3]。低强度干预:咨询、心理教育、自我保健、自我管理、远程医疗、自我帮助等;高强度干预:个人、夫妻、家庭和团体心理治疗、压力管理等。

1）面对面或线上健康教育。可减轻患者对疾病的恐惧感[4]（B，2a）。提高患者对改善不良饮食行为的依从性，从而减少心血管事件的发生[5]（B，2b）。

2）面对面、电话或网络协助的心理咨询。使用基于网络的决策援助进行个性化的咨询，可以减少 Framingham 危险分数（B，2b）。有研究表明认知行为疗法对心血管病风险较高患者的轻度至中度抑郁症有效（B，2c）。面对面咨询和电话咨询可以减少焦虑得分和心血管病危险因素得分[6]。

3）自我管理。给予患者自我管理方案，包括自我监测、环境重组、家庭支持诱导和认知重组与强化教育等，与健康相关的生活质量总体上有所改善[7]（B，2b）。

4）压力管理。对于高血压 I 期患者，使用正念冥想和瑜伽等团体治疗的干预组与对照组相比，24 h 动态血压变化并没有差异，但在药物治疗同时使用时有效（B，3b）。

5）认知行为治疗。冠心病和心绞痛患者使用个人或群体的认知和行为自我管理技术方法，发现在心绞痛症状、身体限制和抑郁评分方面有所改善[8]（B，2a）。使用认知行为治疗和动机性访谈联合的方式，可降低抑郁和生气的得分[1]（A，1b）。

6）接纳和承认治疗。采取接纳和承认治疗方法，结果发现患者生物学指标、心理学指标、生活质量、运动、吸烟、依从性方面都有所改善，所以"接纳和承认疗法"被推荐为二级预防措施[1]（B，3b）。

（2）心脏康复和运动治疗[9]（B，2a） 规律运动训练、心脏康复和运动治疗[10,11]可有效使患者的抑郁和焦虑情绪发生率及死亡率下降（B，2b）。存在敌意症状的冠心病患者接受约 1.5 年心脏康复和运动治疗后行为特征和（或）冠心病危险因素也得到有效改善。

（3）行为矫正训练[12]（B，3a） A 型行为的矫正可有效降低冠心病发生率，主要是采用以认知行为治疗矫正疗法为主的综合矫正模式。①冠心病知识和 A 型行为知识教育；②松弛训练，并要求 A 型行为者将松弛反应泛化到日常生活中；③用认知疗法帮助患者进行认知重建和实施自我控制，还可以结合想象疗法、行为演练、社会支持和运动锻炼等。

（4）协同护理干预[13] 抑郁症协作护理模式使抑郁症和糖尿病或心

血管病共病患者的抑郁评分、HbA1C 评分和其他健康指标有较大的改善。

3. 药物治疗[14]（B，3a）

大量的证据表明抗抑郁药物和抗焦虑药物在改善抑郁焦虑情绪方面是有效的，多种药物可用于心血管病患者的抑郁障碍，但在冠心病患者中要注意药物间的相互作用。

（1）药物治疗的原则

积极治疗原发躯体疾病，原发病的治疗可以减轻患者的内心担忧，减轻其焦虑抑郁情绪有利于原发病的治疗。

如果使用抗抑郁药物和抗焦虑药物治疗，要坚持低剂量缓慢加量、单一药物治疗、避免使用最高推荐剂量等原则。

（2）药物分类

在选择药物治疗方面，选择性 5-羟色胺再摄取抑制药（SSRIs）、5-HT/NE 再摄取抑制剂（SNRIs）及 NE，特异性 5-HT 受体拮抗剂（NaSSAs）治疗心血管病伴有的抑郁障碍较为安全。SSRIs 不仅可显著改善抑郁障碍和焦虑症状，也可改善心功能；后者反映在左室射血分数的增加以及蹬车试验中的运动能力的提高[14]（B，3a）。SSRIs 治疗也可减少抑郁障碍患者出现血栓的可能。

对于伴有焦虑障碍者，需要药物治疗时，应优先选择既有抗抑郁作用又有抗焦虑作用的药物；应选择不良反应少，依从性好的药物；SSRIs 类药物常作为首选药物之一。其他常用的药物主要有苯二氮䓬抗焦虑药物、β 受体阻断剂甚至小剂量抗精神病药物。由于苯二氮䓬类药物长期使用会出现药物的耐受性和依赖性问题，在临床上主要使用抗抑郁药物，特别是SSRIs 类药物对焦虑障碍进行一线治疗，而苯二氮䓬类药物只在急性阶段短期使用。氟哌噻吨美利曲辛可改善焦虑抑郁状态及伴有的心血管躯体化症状（如胸闷、心慌、心悸等）。小样本单中心研究显示该药对心血管病患者有效且安全，但应注意停药反应及可能出现的不良反应。中药制剂舒肝解郁胶囊对轻中度抑郁也有一定功效。

1）抗抑郁药物

在药物选择上，SSRIs 是心血管病患者抑郁症治疗的一线药物，尤其是舍曲林[15]。然而 SSRI 与他汀类药物容易产生拮抗作用，尤其对于有肝病的患者易发生肝损伤，治疗应注意从小剂量开始。暂未发现 QTc 间期延长风险的药物包括 SSRIs（除外西酞普兰）、瑞波西汀、米氮平、MAOIs、卡马西平、拉莫三嗪、丙戊酸盐、苯二氮䓬类等[16]（B，3a）。米那普仑是最均衡的双通道药物［对去甲肾上腺素（NE）和 5-HT 转运体抑制作用的 Ki 比值为 1.6］，低剂量开启双通道，可以改善卒中后抑郁和认知障碍、预防卒中后抑郁，有效缓解躯体症状。米那普仑不通过 CYP450 酶代谢，其他药物相互作用风险极小，可与降血压药物、降血糖等药物联用。血浆蛋白结合率低，总体不良反应发生率低，不影响体重、睡眠、性功能，对血压影响小。三环类药物与华法林合用会抑制其代谢，使血药浓度增加，可能发生过度抗凝导致出血，同时三环类药物也可导致 QTc 间期延长，故不推荐使用。常见抗抑郁药的使用方法、不良反应、用于心血管病患者时的注意事项和禁忌证可参考相关的专业书籍。表 3 - 5 - 1 列出部分常用抗抑郁药物的使用方法，供参考。

表 3 - 5 - 1　常用的几种抗抑郁药

类别	剂量范围（mg/d）	主要不良反应	注意事项	禁忌证
SSRIs				
氟西汀	20 ~ 60，早餐后顿服，剂量大，可分 2 次服用	胃肠道反应，头痛，失眠，焦虑，性功能障碍		禁与 MAOIs、氯米帕明、色氨酸等联用
帕罗西汀	20 ~ 60，同上	同上，抗胆碱能反应，镇静作用较强		同上
舍曲林	50 ~ 200，同上	同上		同上
氟伏沙明	50 ~ 300，晚顿服或午、晚分次服	同上，镇静作用较强		同上
西酞普兰	20 ~ 60，早餐后顿服，剂量大，可分 2 次服用	胃肠道反应，头痛，失眠，焦虑，性功能障碍	可能需要降低抗血小板药物的剂量	同上
艾司西酞普兰	10 ~ 20，早餐后顿服	同上		同上

（续表）

类别	剂量范围（mg/d）	主要不良反应	注意事项	禁忌证
SNRIs				
文拉法辛	75～225，速释剂分2次服，缓释剂早餐后顿服	胃肠道反应，血压轻度升高，性功能障碍，体重增加少	高血压患者应避免高剂量用药或经常检测血压	禁与MAOIs联用
度洛西汀	60～120，分2次服，或早餐后顿服	胃肠道反应，口干，疲乏嗜睡，出汗增多	治疗躯体疼痛可能会更有效	禁与MAOIs联用
米那普仑	50～100，餐后口服，2～3次	恶心，头痛，口干		禁与MAOIs联用
多模式作用机制				
伏硫西汀	5～20			禁止与MAOIs联用

治疗过程中，同时应注意 SSRI 类药物所引起的 5-羟色胺综合征[17]（图 3 - 5 - 2）、心动过速和其他不良反应。治疗过程中如发现患者可疑存在 5-羟色胺综合征时，应去除诱发疾病的药物、提供支持治疗、控制躁动、使用 $5-HT_{2a}$ 拮抗剂、控制自主神经失调以及控制高热等，及时转诊到上级医院。

严重程度增加 → 不安 出汗 震颤 颤抖 肌阵挛 意识模糊 惊厥 死亡

图 3 - 5 - 2　5-羟色胺综合征的症状

2）抗焦虑药物：主要有苯二氮䓬类药物、阿扎哌隆类药物和β受体阻断剂。

① 苯二氮䓬类药物：具有明显的缓解焦虑的作用，能改善焦虑情绪、缓解肌肉紧张、促进睡眠。常用的药物有劳拉西泮（0.5~6 mg/d）、阿普唑仑（0.8~2.4 mg/d）、氯硝西泮（2~8 mg/d）等。从小剂量开始，逐渐增加到治疗剂量。维持2~6周后逐渐停药，以防依赖。一般停药过程不应短于2周，以防症状反跳。

② 阿扎哌隆类药物：主要是丁螺环酮和坦度螺酮。该类药物作用温和，但不产生依赖，也无苯二氮䓬类药物的镇静、抗痉挛和肌肉松弛作用，用于轻中度焦虑的治疗。

丁螺环酮的起始剂量为10 mg/d，每周或每两周增加10 mg，直至最大剂量为60 mg/d。应采用最大耐受剂量4~6周。

坦度螺酮疗效与丁螺环酮相当，且药物不良反应轻微，安全性和耐受性良好。通常成人应用枸橼酸坦度螺酮的剂量为10 mg tid。根据患者年龄、症状等适当增减剂量，但不得超过60 mg/d或遵医嘱。适用于心身疾病（原发性高血压、消化性溃疡）所致的躯体症状及抑郁、焦虑及睡眠障碍。

③ β-受体阻断剂：如普萘洛尔或阿替洛尔，12.5~25 mg bid，具有缓解自主神经兴奋有关的躯体症状的作用。

附录6　9项患者健康问卷（PHQ-9）

在过去两个星期，有多少时间您被以下问题所困扰？	完全不会	几天	一半以上的天数	几乎每天
1. 做任何事都觉得沉闷或者根本不想做任何事	0	1	2	3
2. 情绪低落、抑郁或绝望	0	1	2	3
3. 难于入睡；半夜会醒，或相反，睡觉时间过多	0	1	2	3
4. 觉得疲倦或没有活力	0	1	2	3

（续表）

在过去两个星期，有多少时间您被以下问题所困扰？	完全不会	几天	一半以上的天数	几乎每天
5. 胃口极差或饮食过量	0	1	2	3
6. 不喜欢自己——觉得自己做得不好、对自己失望或有负家人期望	0	1	2	3
7. 难于集中精神做事，如看报纸或看电视	0	1	2	3
8. 其他人反映你行动或说话迟缓；或者相反，你比平常活动更多——坐立不安、停不下来	0	1	2	3
9. 想到自己最好去死或者自残	0	1	2	3

附录7　7项广泛性焦虑障碍量表（GAD-7）

在过去2周，您有多少时间受下列问题困扰	选项（分）			
	完全不会	好几天	一半以上的天数	几乎每天
1. 感觉心神不安、焦虑或高度紧张	0	1	2	3
2. 不能停止或者控制担心	0	1	2	3
3. 对各种各样的事情过度担心	0	1	2	3
4. 难以放松	0	1	2	3
5. 非常不安静以至于难以坐定	0	1	2	3
6. 变得易恼火或易急躁	0	1	2	3
7. 害怕发生可怕的事情	0	1	2	3

附录 8 一般健康问卷（GHQ-12）

指导语：我们将了解您最近几周内的身体健康状况。在以下问题中最适当的一栏划上圆圈。请回答所有的问题。这里的问题是针对从 2、3 周前到现在的状况。

1. 在做什么事情的时候，能集中精神吗？	能集中	和平时一样	不能集中	完全不能集中
2. 有由于过分担心而失眠的情况吗？	没有过	和平时一样	有过	总这样
3. 觉得自己是有用的人吗？	有用	和平时一样	没有用	完全没有用
4. 觉得自己有决断力吗？	有	和平时一样	没有	完全没有
5. 总是处于紧张状态吗？	不紧张	和平时一样	紧张	非常紧张
6. 觉得自己不能解决问题吗？	能	和平时一样	不能	完全不能
7. 能享受日常活动吗？	能	和平时一样	不能	完全不能
8. 能够面对你所面临的问题吗？	能	和平时一样	不能	完全不能
9. 感到痛苦、忧虑吗？	不觉得	和平时一样	觉得	总是觉得
10. 失去自信了吗？	没有	和平时一样	失去	完全失去
11. 觉得自己是没有价值的人吗？	没有觉得	和平时一样	觉得	总是觉得
12. 觉得所有的事情都顺利吗？	顺利	和平时一样	不顺利	完全不顺利

注：回答前两项者计 0 分，回答后两项者计 1 分，总分范围为 0～12 分，3 分为切分值。

（闫芳）

参考文献

扫码查看参考文献

第六节　体重管理

3.6.1　体重管理的益处

降低血压水平[1]。

降低糖尿病的发病危险，提高糖尿病患者的缓解率[2]。

降低心血管病危险因素的水平[3]。

降低发生心脑血管病的危险[4]。

减少心房颤动症状负担和严重性[5]。

3.6.2　体重管理的原则

目标人群包括所有超重、肥胖者。

主要是做好宣传教育，坚持健康的生活方式。

减少能量的摄入，增加能量的支出。

增加身体活动，减少静坐行为。

矫正引起过度进食或活动不足的行为和习惯。

综合运用可以产生更大的减重效果[6]。

3.6.3　体重管理的流程

对于超重、肥胖就诊者，医师首先要确定患者的肥胖类型和程度，关注其体内脂肪含量尤其是内脏脂肪，同时评估其心血管病危险因素和并发疾病，据此确定体重的管理流程（图3-6-1）。

3.6.4　体重管理的措施

（一）咨询沟通

体重管理过程中，需要将减重方案充分传达给患者。

与患者更多的沟通，包括会面、当面或电话指导，减重效果更好[6]。

基于互联网技术提供个性化指导和反馈信息的减重干预措施，减重的比例提高[7,8]。

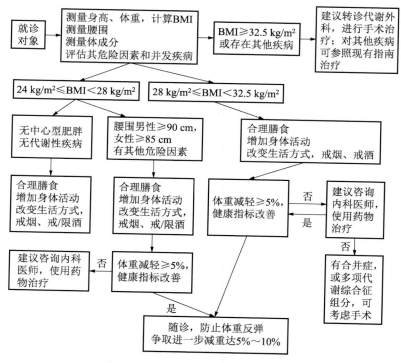

图3-6-1　超重/肥胖者减重流程

（二）体重管理的具体措施

体重管理包括合理膳食、增加身体活动、药物及外科手术治疗等多种手段。合理的营养治疗联合运动干预是最安全有效、最基础的治疗，药物和外科手术治疗仅在特定情况下作为辅助手段使用。

1. 合理安排膳食　包括膳食的结构和食物的数量。减重膳食应该是低能量、低脂肪、适量优质蛋白质、含全谷物；增加新鲜蔬菜和水果在膳食中的比重，少吃盐；同时要兼顾钙、铁、锌、维生素 A、维生素 D 及叶酸等微量营养素。

限制能量摄入的同时须保证基本营养需求。蛋白质、碳水化合物和脂肪提供的能量比，应分别占总能量的 15% ~ 20% 、40% ~ 55% 和 20% ~ 30% ；摄入量可设定为比日常摄入量减少 30% ~ 50% 。

机体适应某阶段低能量摄入后，基础代谢率降低，故减重过程中需持续调整能量摄入计划，同时增加身体活动以提高基础代谢率。

2. 加强身体活动和锻炼　增加身体活动、减少静坐（如看电视、使用电脑等）时间是控制体重的有效措施[9]。控制体重建议每天进行中等强度运动（如快走）的时间要达到 30 min 以上，每周累计 150 min 以上；减重翻倍。身体活动或运动形式的选择可以因地制宜，运动量可循序渐进。运动以有氧运动为主，为减少体重丢失，每周应至少进行 2 ~ 3 次抗阻力肌肉力量训练[10]。

3. 药物及外科手术治疗　药物减重和外科手术治疗应在有明确适应证且经专业医师判断后选择，仅作为生活方式干预的辅助性疗法[11]。建议 BMI≥35.0 kg/m² 且合并有肥胖相关疾病，或 BMI≥28.0 kg/m²，经过 3 ~ 6 个月单纯生活方式干预无效时，可以考虑使用药物辅助生活方式干预减重[11]。对于 BMI≥40 kg/m² 的单纯肥胖患者或有严重肥胖并发症的患者，当所有非手术减重干预无效时，可以考虑手术治疗[10]。对于此类患者，建议向减重代谢外科转诊。

已获批的减重药物可分为中枢性和非中枢性减重药、兼有减重作用的降糖药物。目前临床仍在使用的中枢性减重药包括氯卡色林（Lorcaserin）、苯丁胺/托吡酯缓释剂胶囊（Qsymia）、纳曲酮/安非他酮复方缓释片（Contrave）；非中枢性减重药奥利司他（Orlistat）；利拉鲁肽、替尔泊肽是兼有减重作用的降糖药物。奥利司他和利拉鲁肽均已在中国上市。奥利司他为片剂或胶囊，是目前唯一的非处方药减重药，可以长期用于体重维持。利拉鲁肽注射液和胰高血糖素样肽-1（glucagon-like-1，GLP-1）受体激动剂司美格鲁肽，可延缓胃排空和抑制食欲，减肥效果明显，不良反应小，同时具有降血糖、改善体内代谢水平等作用，适用于合并血糖升高的超重/肥胖患者；其中国产利拉鲁肽注射液已获批适用于超重/肥胖患者。葡萄糖依赖性促胰岛素多肽和 GLP-1 受体双重激动剂双靶点激动剂替尔泊肽，控制血糖的同时可获得良好的减重效果，即将上市[12]（表 3 - 6 - 1）。

表 3 - 6 - 1　常用非中枢性减重药

药品名称	适应证	剂量范围（mg/d）	主要不良反应	注意事项	禁忌证
奥利司他	超重/肥胖	120 mg/次，摄入高脂饮食时随餐或餐后 1 小时内口服	胃肠道反应、罕见严重肝损伤	可降低脂溶性维生素吸收，长期服用时宜同时补充维生素	孕妇、慢性吸收不良综合征、胆汁淤积症、器质性肥胖患者（如甲状腺功能减退者等）
利拉鲁肽注射液	超重/肥胖，可合并 2 型糖尿病	成人 0.6 ~ 1.8 mg qd，皮下注射	胃肠道反应	联合用药时需考虑减少胰岛素促分泌剂/胰岛素剂量，以降低低血糖风险	1 型糖尿病、糖尿病酮症酸中毒等
司美格鲁肽注射剂	2 型糖尿病合并超重/肥胖	成人 0.25 ~ 1 mg qw，皮下注射	轻中度的胃肠道反应	联合用药时需考虑减少胰岛素促分泌剂/胰岛素剂量，以降低低血糖风险	1 型糖尿病、糖尿病酮症酸中毒等

3.6.5　注重监测与随访

干预开始后定期监测体重、体成分、腰围及相关体检指标如血压、血糖、血脂等的变化，结合患者具体情况调整方案。

3.6.6　减重后体重的长期维持

体重管理是一个长期的过程，对于单纯性肥胖患者，体重增加的根源在于热量摄入大于消耗，因此成功减重者需要坚持综合运用前述各项措施，避免因成功后对体重管理的懈怠造成反弹。

继续控制食物摄入和增加身体活动[11]，其中控制食物摄入，量入为出尤其重要。选择高蛋白质（占总能量的 25%）、低血糖生成指数膳食比低蛋白质、高血糖生成指数膳食体重恢复少[13]。

（王馨）

参考文献

扫码查看参考文献

第七节　血脂管理

3.7.1　血脂管理的益处

血脂管理的核心宗旨是降低 ASCVD 风险，以 LDL-C 为首要干预靶点的血脂管理是 ASCVD 一级预防和二级预防的基石。

降胆固醇能够降低 ASCVD 风险，包括饮食干预、药物治疗等[1]。

LDL-C 每降低 1 mmol/L，主要心血管不良事件风险降低 21%[2]。

源于基因多态性的、自幼即存在的低 LDL-C 水平更显著降低未来冠心病风险：LDL-C 每降低 1 mmol/L、主要心血管不良事件风险降低 54.5%，远远高于成年后用他汀类药物同等程度降低 LDL-C 所带来的获益[3]。

LDL-C 降至更低、心血管获益更多[4-6]。

3.7.2　我国血脂管理的现状

我国当前血脂管理总体形势均极其严峻，冠心病及其高危人群 LDL-C 治疗率、控制率均不理想，缺血性卒中患者 LDL-C 治疗率、控制率更低。调查显示[7]，我国 35~74 岁成人中 10 年 ASCVD 高危者（一级预防）占总人群 10.2%，LDL-C < 2.6 mmol/L 的达标率为 42.9%、女性低于男性（36.47% *vs.* 49.81%），未达标者治疗率仅 4.5%；10 年 ASCVD 极高危者（二级预防）占总人群 3.2%，LDL-C < 1.8 mmol/L 的达标率为 26.6%、女性低于男性（22.22% *vs.* 30.99%），总体治疗率仅 14.1%。DYSIS II-China 研究[8]于 2017 年 9 月至 2019 年 5 月从 28 家三级医院心脏科纳入急性冠状动脉综合征患者 1103 例，其中 752 例接受规律降脂治疗者在出院 6 月随访时进行了血脂复查，结果显示，LDL-C 治疗达标率（< 1.8 mmol/L）只有

41.2%。我国缺血性卒中患者的血脂控制情况更不容乐观，2006 年数据显示，城市的急性缺血性卒中患者 LDL-C 治疗率仅为 17%~31%；2013 年一项全国多中心（93% 为三级医院）横断面调查纳入既往 6~12 个月内确诊缺血性卒中的患者，LDL-C 达标率仅为 27.4%[9,10]。可见，推进基层规范化血脂管理刻不容缓，对提高我国整体人群 LDL-C 治疗率和控制率、降低 ASCVD 发病率及死亡率具有重要意义。

3.7.3 血脂管理的原则与步骤

10 年 ASCVD 总体风险评估是制定血脂管理策略的前提。ASCVD 总体风险系指未来发生致死或非致死性心肌梗死、致死或非致死性缺血性卒中的总风险。

应主动并定期进行血脂检测（应包含 TG、TC、HDL-C、LDL-C 四项）、采集病史、询问其他心血管危险因素以用于 10 年 ASCVD 总体风险评估。

血脂管理的重点对象是 10 年 ASCVD 总体风险评估为超高危、极高危、高危的个体。

血脂管理的干预靶点：降低 ASCVD 风险的首要降脂靶点是 LDL-C，次要降脂靶点是非 HDL-C。HDL-C 不作为降低 ASCVD 风险的药物干预靶点。TG > 5.65 mmol/L 时作为降脂靶点以降低胰腺炎风险。

血脂干预靶点的目标值：10 年 ASCVD 总体风险评估的危险度越高、目标值越低。极高危、超高危不仅有绝对目标，还有降幅目标（≥50%）。

血脂管理的达标策略：

1. 调整生活方式并坚持是血脂管理的基础。

2. 中等强度他汀类药物治疗是 LDL-C、非 HDL-C 达标以降低 ASCVD 风险的基石方案。

3. 若他汀不耐受或不达标，建议联合依折麦布/海博麦布或 PCSK9 抑制剂。

4. ASCVD 高危及以上个体若 LDL-C 已达标但仍存在持续 TG 轻中度升高，可优先考虑联合高纯度 EPA 乙酯 4 g/d，或考虑联合 Omega 脂肪酸、贝特类药物治疗以进一步降低 ASCVD 风险。

5. TG 显著升高［≥5.65 mmol/L（至少两次）］时自发性胰腺炎风险很高，此时应启动降 TG 治疗，首选贝特类药物；同时严格生活方式治疗

（低脂、限热量饮食，绝对禁酒），积极纠正可能存在的继发性因素如血糖控制不佳、超重、药物等。

血脂管理的安全与达标监测：启动药物治疗之前应常规检测肝功能、肌酸激酶以进行安全性预评估；首次启动药物治疗或调整方案之后 4 ~ 6 周应进行上述安全性指标复查、1 ~ 3 月应复查血脂以进行达标评估，直至安全达标之后每 6 ~ 12 月复查。

3.7.4 血脂管理的简易流程

快速确定 LDL-C 目标值

确定 LDL-C 目标值是血脂管理流程中的重要步骤。然而，不同 ASCVD 风险等级的 LDL-C 目标值可能相同（如中、高危）、而风险等级同属高危的 LDL-C 目标值可能不同（如糖尿病、非糖尿病），使得确定目标值较为复杂[11]。因此，本指南推荐采用根据临床情况快速、直接定位 LDL-C 目标值的简化方法[12]，以简化、易化临床实践操作中确定 LDL-C 目标值这一关键步骤（表 3 – 7 – 1）。

表 3 – 7 – 1　快速确定 LDL-C 目标值实用简表
（源于 10 年 ASCVD 总体风险评估*）

临床情况	LDL-C 目标值
≥2 次 ASCVD 事件（ACS、既往心肌梗死、缺血性脑卒中、症状驱动的外周动脉血运重建或截肢）	<1.4 mmol/L 且降幅≥50%
1 次 ASCVD 事件 + 高危因素[a]≥2	
ASCVD + 糖尿病	<1.4 mmol/L 且降幅≥50%
ASCVD、不符合上述情况	<1.8 mmol/L 且降幅≥50%
糖尿病（≥40 岁）	<1.8 mmol/L
糖尿病（<40 岁）+ 其他危险因素[b]≥3 或靶器官损害[c]	
1 型糖尿病≥20 年	
糖尿病、不符合上述情况	<2.6 mmol/L[d]
LDL-C≥4.9 mmol/L 且无其他任何危险因素	

（续表）

临床情况	LDL-C 目标值
CKD（3～4 期）且无其他任何危险因素	
高血压＋其他危险因素≥1 项	
其他危险因素≥3 项，或无其他任何危险因素的动脉粥样硬化斑块（管腔狭窄＜50%）	
不符合上述任何一种情况	＜3.4 mmol/L

注：ASCVD 风险评估 * 见第二章第四节；高危因素[a] 为发生 ASCVD 事件时 LDL-C≤1.8 mmol/L；早发冠心病（男＜55 岁，女＜65 岁）；家族性高胆固醇血症或基线 LDL-C≥4.9 mmol/L；既往有 CABG 或 PCI 史（严重 ASCVD 事件之外）；高血压；CKD（3～4 期）；吸烟。其他危险因素[b] 为年龄≥45/55 岁（男/女）、吸烟、HDL-C＜1.0 mmol/L、BMI≥28 kg/m²、早发 ASCVD（男性＜55 岁，女性＜65 岁）家族史。靶器官损害[c] 为蛋白尿，肾功能损害，左心室肥厚，视网膜病变。[d] 为具有上述两类或以上情况，目标值调低至 1.8 mmol/L。

降低 ASCVD 风险的血脂管理简易流程见图 3-7-1。

3.7.5　血脂管理的措施

血脂管理的措施包括生活方式、调脂药物、血脂净化治疗，其中调整生活方式是其他降脂措施的共同治疗基础（参见本书"生活方式"章节），调脂药物是大多数 ASCVD 高危及以上个体血脂管理的主要措施。血脂净化适用于家族性高脂血症等特殊患者。

3.7.5.1　常用调脂药物的重要临床信息（表 3-7-2）

他汀类药物是血脂管理药物治疗的基石，推荐将中等强度的他汀作为血脂管理的起始药物。目前国内临床上可获得的他汀类药物有阿托伐他汀、瑞舒伐他汀、辛伐他汀、匹伐他汀、氟伐他汀、洛伐他汀、普伐他汀、血脂康等。匹伐他汀不经细胞色素 P450 3A4 代谢，极少量经 2C9 代谢，且属强效他汀，对于多药合用的患者可以优先选用。血脂康为天然他汀类药物，可降低 LDL-C 并有显著降低冠心病患者总死亡率、冠心病死亡

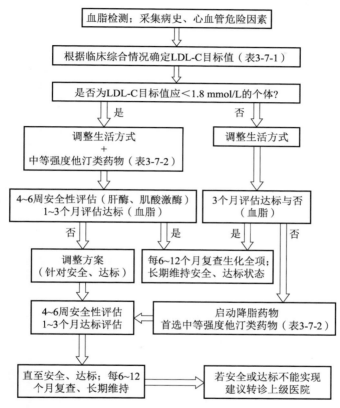

图 3 - 7 - 1　降低 ASCVD 风险的血脂管理简易流程

率以及心血管事件发生率的中国人群证据，且不良反应少。依折麦布、海博麦布是选择性胆固醇吸收抑制剂，减少肠道内胆固醇的吸收，降低血浆胆固醇水平以及肝脏胆固醇储量。他汀类药物与胆固醇吸收抑制剂组成的单片复方制剂对于增强疗效、改善依从性有积极作用。氨氯地平阿托伐他汀钙片为同时具有降压和降脂作用的单片复方制剂，合并高血压的 ASCVD 高危患者可优先选择使用，以增加治疗依从性、提高血脂管理效率。普罗

表3-7-2　常用降脂药物使用注意事项[11-13]

调脂药类别	主要降脂作用及其机制	常用种类	推荐剂量、用法、降幅		禁忌证及注意事项
他汀类	降低LDL-C。机制：竞争性抑制HMG-CoA还原酶而抑制胆固醇合成；上调LDLR活性而增加LDL清除	阿托伐他汀	10~20 mg qd	25%~50%（中等强度）	禁用于活动性肝病/不明原因转氨酶持续升高者；妊娠、哺乳期女性；联用秋水仙碱/环孢酰胺/伊曲康唑/红霉素等需密切监测不良反应
		瑞舒伐他汀	5~10 mg qd		
		氟伐他汀	40~80 mg qd		
		匹伐他汀	2~4 mg qd		
		普伐他汀	40 mg qn		
		辛伐他汀	20 mg qn		
		血脂康	0.6 bid		
胆固醇吸收抑制剂	降低LDL-C。机制：选择性抑制小肠上皮细胞对胆固醇的吸收	依折麦布 海博麦布	10 mg qd 10 mg qd	15%~22%（个体差异）	活动性肝病/不明原因转氨酶持续升高者/妊娠、哺乳期女性

（续表）

调脂药类别	主要降脂作用及其机制	常用种类	推荐剂量、用法、降幅		禁忌证及注意事项
PCSK9 抑制剂	降低 LDL-C、Lp（a）。机制：通过拮抗 PCSK9 而增加 LDLR 数量，从而增强 LDL 清除	依洛尤单抗	每 2 周 140 mg 或每 4 周 420 mg，皮下注射	平均 60%（剂量依赖）	禁用于该药出现严重过敏反应者；未满 13 岁儿童/妊娠、哺乳期女性/严重肝功能不全者暂缺乏应用数据
		阿利尤单抗	每 2 周 75 mg 或每 2 周 150 mg，皮下注射		
鱼油（主要成分 EPA/DHA）	降低 TG。机制：未明，可能作用于 PPARs，减少 ApoB 分泌	高纯度 EPA/DHA	2 g bid	可达 45%（剂量依赖）	大剂量注意消化道出血风险，尤其同时抗栓抗凝治疗者
		多烯酸乙酯胶丸	0.5 tid		
贝特类	降低 TG。机制：激动 PPAR-α，通过转录因子调节脂代谢	非诺贝特	短效 0.1 tid；缓释 0.2 qn	50% 以上（依赖于基线 TG 水平）	禁用于活动性肝病/胆囊胆道疾病/严重肾功能不全/妊娠、哺乳期女性
		苯扎贝特	0.25 bid		

布考通过阻断脂质过氧化，减缓动脉粥样硬化病变过程。并能通过受体及非受体途径增加 LDL 的清除。可提高胆固醇酯转移蛋白，使胆固醇逆转运清除加快。部分中成药物，如银杏叶滴丸/片、荷丹片/胶囊、绞股蓝总苷颗粒具有调脂作用，可根据适应证选择。

3.7.5.2　安全性监测和达标管理

启动药物治疗之前应常规进行肝功能和肌酸激酶测定，若有明显异常，暂缓启动他汀类药物治疗，先查找原因并治疗至基本正常再启动药物治疗。

首次启动药物治疗后 4~6 周内应检测肝功能、肌酸激酶和血脂 4 项，初步评估安全性、疗效并了解患者的依从性；

若安全耐受，1~3 个月应再次复查并根据是否达标调整方案，若调整方案则 4~6 周内监测安全性；

如此反复监测，直至安全并达标，此后每 6~12 个月复查。

3.7.5.3　建议转诊上级医院的情况

经过充分他汀治疗 LDL-C 仍不达标或不耐受，需要联合治疗而基层不能获得其他降脂药物，或需要血脂净化治疗等特殊降脂措施。

降脂治疗过程中患者发生肌痛伴 CK 显著升高、血红蛋白尿、急性肝衰竭等疑似他汀类药物相关严重不良反应者。

未治疗 LDL-C 显著升高达 4.9 mmol/L（190 mg/dL）以上且伴高胆固醇血症家族史、需要排查是否家族性高胆固醇血症及评估心血管受累情况者。

至少 2 次空腹 TG 显著升高达 11.3 mmol/L（1000 mg/dL）以上，尤其伴既往胰腺炎病史者。

存在显著血脂异常的儿童、妊娠女性、75 岁以上老人等特殊人群。

3.7.6　同时控制血脂以外的心血管综合风险

在血脂管理的同时应重视其他危险因素、临床情况的整体评估和综合管理。多重危险因素对 ASCVD 风险增加存在加权放大效应[14]，同时控制则能更好地降低 ASCVD 风险。ASCOT-LLA 研究证实在降压治疗基础上联合阿托伐他汀治疗进一步显著降低主要终点事件（非致死性心肌梗死和致死性冠心病）36%、显著降低卒中事件27%[15]。我国研究预测在2016—2030年，如同时控制血压和血脂，每年可避免100万~165万例急性心肌梗死、140万~250万例脑卒中和45万~85万例心血管病死亡[16]。CARDS研究证实在降糖治疗的基础上联合阿托伐他汀治疗能显著降低主要终点事件（急性冠心病事件、冠脉血管重建或卒中）达37%，其中卒中事件显著降低达48%[17]。来自我国的大型前瞻性队列研究显示，糖尿病或其前期人群如果具备5项以上理想心血管健康指标，则未来心血管发病及死亡风险显著降低，和血糖正常人群同等甚至更低风险；而若仅具备1项或均不具备则心血管风险显著升高[18]。以上充分说明同时综合干预多重危险因素才能更有效降低心血管事件风险，因此，对血脂以外的吸烟、血压、糖化血红蛋白等非血脂靶点也应予以明确推荐和严格管理。

（郭远林）

参考文献

扫码查看参考文献

第八节　糖尿病管理

3.8.1　血糖管理的益处

单纯严格控制血糖对减少糖尿病患者发生心脑血管疾病及其导致的死亡风险获益有限，特别是病程长、年龄大和伴发心血管病的患者。

综合控制多重危险因素可显著改善糖尿病患者心脑血管病变和死亡发生风险。

3.8.2 糖尿病管理的原则

早期识别糖尿病、延缓糖尿病的发生。

患者教育，遵循生活方式。

超重、肥胖者进行健康体重管理。

早期实行血糖个体化达标治疗。

多重危险因素治疗降低大小血管并发症风险。

3.8.3 糖尿病管理的措施

3.8.3.1 筛查对象

成人具有下列任何一个及以上危险因素，可被定义为糖尿病高危人群，应进行糖尿病筛查：

（1）年龄≥40岁；

（2）有糖尿病前期（糖耐量减低、空腹血糖受损或两者同时存在）史；

（3）超重（BMI≥24.0 kg/m²）或肥胖（BMI≥28.0 kg/m²）和（或）中心型肥胖（男性腰围≥90 cm，女性腰围≥85 cm）；

（4）缺乏体力活动者；

（5）一级亲属有糖尿病史；

（6）有巨大儿（出生体重≥4 kg）生产史或妊娠糖尿病史的妇女；

（7）高血压（血压≥140/90 mmHg）或正在接受降压治疗；

（8）血脂异常或正在接受调脂治疗；

（9）ASCVD 患者；

（10）有一过性类固醇糖尿病史患者；

（11）多囊卵巢综合征患者；

（12）有黑棘皮病者；

（13）长期接受抗精神病药物和（或）抗抑郁药物治疗；

（14）中国糖尿病风险评分（表3-8-1）总分≥25分患者。

筛查措施包括 FPG、OGTT 和 HbA1C 检测等。

表 3 - 8 - 1 　中国糖尿病风险评分表

评分指标	分值	评分指标	分值
年龄（岁）		体重指数（kg/m²）	
20~24	0	<22.0	0
25~34	4	22.0~23.9	1
35~39	8	24.0~29.9	3
40~44	11	≥30.0	5
45~49	12	腰围（cm）	
50~54	13	男<75.0，女<70.0	0
55~59	15	男75.0~79.9，女70.0~74.9	3
60~64	16	男80.0~84.9，女75.0~79.9	5
65~74	18	男85.0~89.9，女80.0~84.9	7
收缩压（mmHg）		男90.0~94.9，女85.0~89.9	8
<110	0	男≥95.0，女≥90.0	10
110~119	1	糖尿病家族史（父母、同胞、子女）	
120~129	3	无	0
130~139	6	有	6
140~149	7	性别	
150~159	8	女	0
≥160	10	男	2

注：1 mmHg = 0.133 kPa。

3.8.3.2　降糖目标

HbA1C 的高低可客观反映近 2~3 个月内（红细胞寿命 120 d）的血糖平均水平和糖代谢的总体情况，临床上把 HbA1C 作为评估长期血糖控制状况的金标准，也是决定是否需要调整治疗方案的重要依据。

标准的 HbA1C 检测方法的正常参考值范围为 4%~6%，建议治疗初期每 3 个月检测 1 次，达到治疗目标后可每 6 个月检测 1 次。

对于患有贫血和血红蛋白异常疾病的患者，HbA1C 的检测结果不可靠，可用血糖、糖化人血白蛋白或糖化血清蛋白来评价血糖的控制。

1. 对大多数非妊娠成年 2 型糖尿病患者，合理的 HbA1C 控制目标为 <7.0%。若没有条件测 HbA1C，可监测血糖。一般患者空腹血糖 4.4～7.0 mmol/L，非空腹血糖 <10.0 mmol/L（A）。

2. 对于年龄较轻、病程短、预期寿命长、无并发症、未合并明显 CVD 的糖尿病患者，在没有低血糖及其他不良反应的情况下可采取更严格的 HbA1C 控制目标 <6.5%（B）。

3. 对病程长、有严重低血糖史、预期寿命短、有显著的微血管或大血管并发症，或有严重合并症患者，血糖控制目标可以适当放宽，HbA1C 目标应控制在 7.5%～8.0%。但避免过度放宽标准出现急性高血糖症状或相关并发症（B）。

3.8.3.3 生活方式干预

生活方式干预是 2 型糖尿病的基础治疗措施，应贯穿于糖尿病治疗的始终。饮食和运动方式改变可延缓糖尿病前期进展为糖尿病[1-4]（A）。应当有针对性地筛查心血管病患者中的糖尿病高危人群，尽早实现其血糖达标。

1. 医学营养治疗　2 型糖尿病及糖尿病前期患者均需要接受个体化医学营养治疗（A）。应在评估患者营养状况的基础上，设定合理的医学营养治疗目标和计划，控制总能量的摄入，合理、均衡分配各种营养素，达到患者的代谢控制目标，并尽可能满足个体饮食喜好（B）。

2. 运动　成人 2 型糖尿病患者每周至少 150 min 中等强度有氧运动（B）。成人 2 型糖尿病患者应增加日常身体活动，减少静坐时间（B）。伴有急性并发症或严重慢性并发症时，慎行运动治疗（B）。

3. 戒烟限酒　吸烟是心血管病主要危险因素。戒烟，并减少二手烟暴露（A）。

不推荐患者饮酒。女性一天饮酒的酒精量不超过 15 g，男性不超过 25 g（15 g 酒精相当于 350 mL 啤酒、150 mL 葡萄酒或 45 mL 蒸馏酒）。每周饮酒不超过 2 次。

4. 限盐　食盐摄入量限制在每天 5 g 以内。合并高血压患者更应严格限制摄入量。

3.8.3.4 降压治疗

超过 60% 的 2 型糖尿病患者合并高血压，糖尿病与高血压并存可使

ASCVD 发生和发展风险显著增加，也增加了糖尿病患者的病死率。控制高血压可显著降低 ASCVD 发生和发展的风险。糖尿病合并高血压者降压目标应低于 130/80 mmHg，老年或伴严重冠心病的患者，可采取相对宽松的目标。

3.8.3.5 调脂治疗

见血脂管理。

3.8.3.6 阿司匹林的使用

抗血小板治疗可有效预防 ASCVD 的风险。对于糖尿病合并 ASCVD 患者，应常规使用阿司匹林作为二级预防措施，剂量为 75 ~ 150 mg/d；对阿司匹林过敏或不耐受的患者，可替代使用氯吡格雷 75 mg/d。

3.8.3.7 体重管理

肥胖和超重人群糖尿病患病率和 ASCVD 发生风险均显著增加。对超重或肥胖患者，应予生活方式干预，减重目标是 3 ~ 6 个月减轻体重 5% ~ 10%。体重减轻≥5% 可以降低 2 型糖尿病、高血压、冠心病等肥胖相关疾病的发生风险。二甲双胍可减轻体重，GLP-1 受体激动剂、钠 - 葡萄糖协同转运蛋白（sodium-dependent glucose transporter 2，SGLT-2）抑制剂既可减轻体重，又可减少内脏脂肪[5-7]，可优先考虑使用。米格列醇为新一代 α-糖苷酶抑制剂，可用于降低餐后血糖，同时可减轻体重，显著降低由高糖高脂饮食带来的甘油三酯和谷丙转氨酶水平的升高，对非酒精性脂肪性肝炎具有改善作用。磺酰脲类药物、胰岛素、噻唑烷二酮类药物可导致体重增加，宜谨慎选用。

3.8.3.8 血糖管理

1. 用药原则

对于 2 型糖尿病合并 ASCVD 患者，在选择降糖药物时，除了考虑降糖疗效，还应关注心血管安全性问题，优先选择具有心血管获益证据的降糖药物。糖尿病患者早期强化降糖可以降低心肌梗死及死亡发生风险[8]。但在年龄较大、糖尿病程较长或合并 ASCVD 的 2 型糖尿病患者，强化降糖治疗并不能显著降低心血管事件发生风险，甚至增加患者死亡[9-11]。

因此，对糖尿病患者血糖应进行个体化管理，以减少微血管并发症及大血管并发症的发生。

2. 药物选择

合并 ASCVD 或心血管风险高危的 2 型糖尿病患者，不论其 HbA1C 是否达标，只要没有禁忌证，都应单独或在二甲双胍的基础上加用具有 ASCVD 获益证据的 GLP-1 受体激动剂（利拉鲁肽、司美格鲁肽、度拉糖肽）[12-14] 或 SGLT-2 抑制剂（达格列净、恩格列净和卡格列净）[15]。

既往没有 ASCVD 或心血管风险高危的 2 型糖尿病患者，仍然可以首选二甲双胍。若无禁忌证，二甲双胍可一直保留在糖尿病的治疗方案中。不适合二甲双胍治疗者可选择有心血管保护作用或中性的降糖药物。如单独使用二甲双胍治疗而血糖仍未达标，则可进行二联治疗。若两种药物联合治疗不能达标，可联合第三种药物或联合胰岛素治疗。

合并 CKD 或心衰的 2 型糖尿病患者，不论其 HbA1C 是否达标，只要没有禁忌证，应优先选用 SGLT-2 抑制剂。合并 CKD 的 2 型糖尿病患者，如不能使用 SGLT-2 抑制剂，可考虑选用 GLP-1 受体激动剂。

GLP-1 受体激动剂及 SGLT-2 抑制剂不仅能有效控制血糖水平、降低心血管风险，同时不增加体重，低血糖风险小。

既不增加也不降低心血管事件发生风险，心血管效应为中性的药物有西格列汀、沙格列汀、阿格列汀、利格列汀、阿卡波糖。罗格列酮、吡格列酮应避免在心衰者使用。

3. 其他特殊情况

（1）心力衰竭：糖尿病是心力衰竭发生的重要危险因素。多个大型糖尿病临床研究发现，糖尿病患者心力衰竭的患病率为 4% ~ 30%[16,17]。另一观察性研究提示，28% 的糖尿病患者合并心力衰竭。糖尿病患者合并心力衰竭增加心力衰竭住院风险和心血管死亡风险[18]。

对于合并心力衰竭的 2 型糖尿病患者，选择药物时要避免药物对心力衰竭的潜在不良影响。稳定期的慢性心力衰竭患者可以服用二甲双胍，但急性、病情不稳定患者禁用，避免乳酸酸中毒的潜在风险。而沙格列汀、吡格列酮和罗格列酮增加心力衰竭住院风险，不推荐用于糖尿病合并心力衰竭患者。GLP-1 受体激动剂（利拉鲁肽、度拉糖肽、司美格鲁肽、利司那肽）不增加心力衰竭患者住院风险。

对于心力衰竭合并 2 型糖尿病的患者，SGLT-2 抑制剂（达格列净、恩格列净、卡格列净)[19-22]可减少糖尿病患者的心力衰竭住院或心血管死亡风险，推荐尽早应用改善心衰预后。近年来，SGLT-2 抑制剂已经被推荐为治疗心力衰竭的新四联药物之一（β 受体阻滞剂、SGLT-2 抑制剂、ARNI、MRA）。SGLT-2 抑制剂主要包括达格列净、恩格列净、卡格列净、艾托格列净等。禁忌证：①有已知过敏反应或其他不良反应；②妊娠和哺乳患者；③eGFR < 20 mL/（min·1.73 m^2）；④症状性低血压或收缩压 < 95 mmHg。目标剂量：达格列净 10 mg/d、恩格列净 10 mg/d、卡格列净 100 mg/d、索格列净 200 mg/d、艾托格列净 5 mg/d。根据心衰患者基线血压、体重、血容量、血糖、肾功能等因素，起始治疗时药物剂量可酌情减半；不推荐超目标剂量 SGLT-2 抑制剂治疗心衰[23]。

（2）低血糖：对于非糖尿病患者，血糖 < 2.8 mmol/L 诊断低血糖。糖尿病患者血糖 ≤ 3.9 mmol/L 即为低血糖。严格的血糖控制会增加低血糖的风险，严重低血糖可能增加死亡风险。低血糖对心血管系统有显著的不良影响，可诱发心律失常、心肌缺血、认知功能障碍，严重低血糖可导致患者猝死。

磺酰脲类、格列奈类药物和胰岛素均可引起低血糖。二甲双胍、α-糖苷酶抑制剂、噻唑烷二酮、二肽基肽酶-4 抑制剂类药物单独使用时通常不会导致低血糖，GLP-1 受体激动剂以及 SGLT-2 抑制剂低血糖风险较小。

低血糖处理：①对于糖尿病患者，血糖 ≤ 3.9 mmol/L 需要立即补充葡萄糖或含糖食物。②怀疑低血糖者应立即测血糖，如不能及时测量，应按照低血糖处理。③对于意识清楚者可以口服 15 ~ 20 g 糖类食品，意识障碍者给予 50% 葡萄糖液 20 ~ 40 mL 静脉注射，或胰高血糖素 0.5 ~ 1.0 mg 肌注。相当于 15 g 葡萄糖的碳水化合物：2 ~ 5 个葡萄糖片（视不同商品标识测定）；10 块水果糖；两大块方糖；150 ~ 200 mL 新鲜水果汁、可乐；一大勺的蜂蜜或玉米汁。④每 15 min 监测血糖，如血糖仍然 ≤ 3.9 mmol/L，再给予葡萄糖口服或注射；血糖 > 3.9 mmol/L 但距离下一次进餐时间 > 1 h，给予含有淀粉或蛋白质的食物；血糖仍然 ≤ 3.0 mmol/L，继续给予 50% 葡萄糖 60 mL 静脉注射。

若低血糖未纠正，①给予 5% 或 10% 的葡萄糖输注，或加用糖皮质激素。②注意长效磺脲类药物或中、长效胰岛素所致低血糖不易纠正，且持续时间较长，可能需要长时间葡萄糖输注。③意识恢复后至少监测血糖 24 ~ 48 h。

（3）肾功能不全：2型糖尿病患者，CKD非常多见，CKD是CVD的重要危险因素，2型糖尿病合并CKD患者应被列为最高心血管风险来加强管理。

降糖治疗除胰岛素外，瑞格列奈和利格列汀在CKD 1～5期全程均可使用，无须调整剂量。格列喹酮是一种短效促泌剂，其代谢产物无活性且大部分从粪便排泄，仅5%经肾脏排泄，受肾功能影响较小，糖尿病合并CKD 1～5期患者宜选择格列喹酮，无须调整剂量。格列喹酮对胰岛β细胞具高度选择性，对心肌细胞、血管平滑肌细胞亲和力弱，低血糖风险较低，安全性高。

作为2型糖尿病控制血糖的首选药物，二甲双胍本身不会对肾功能有影响，但在肾功能不全时，二甲双胍可能在体内蓄积，甚至引起乳酸酸中毒。临床上需根据患者eGFR水平决定是否使用二甲双胍以及用药剂量。eGFR 45～59 mL／（min·1.73 m^2）时二甲双胍应减量，eGFR＜45 mL／（min·1.73 m^2）者禁用二甲双胍。蛋白尿并非使用二甲双胍的禁忌。

近年来，研究证实SGLT-2抑制剂和GLP-1受体激动剂可延缓CKD进展，有肾脏保护作用。CKD合并2型糖尿病，降糖药物首选SGLT-2抑制剂[15]或GLP-1受体激动剂（利拉鲁肽、度拉糖肽、司美格鲁肽、利司那肽）。轻度肾功能不全患者无须调整GLP-1受体激动剂和SGLT-2抑制剂的药物剂量。eGFR≥45～90 mL／（min·1.73 m^2）患者，GLP-1受体激动剂和SGLT-2抑制剂均可选用。eGFR＜45 mL／（min·1.73 m^2）患者，慎用SGLT-2抑制剂；eGFR＜30 mL／（min·1.73 m^2）患者，禁用SGLT-2抑制剂；eGFR≥15～45 mL／（min·1.73 m^2）患者，适用GLP-1受体激动剂。司美格鲁肽不受肾功能影响，且无须调整剂量。

对于2型糖尿病合并ASCVD或CKD的患者，首选已被证实可以改善心血管和肾脏结局的GLP-1受体激动剂或SGLT-2抑制剂，及早启动治疗，以降低ASCVD和心力衰竭风险，延缓肾脏病变的进程，改善患者生存质量和延长患者寿命。

（4）其他　糖尿病神经病变为常见并发症，甲钴胺为传统医药。依帕司他在治疗糖尿病神经病变，改善神经病变的症状和神经传导速度等方面疗效均优于传统的治疗药物甲钴胺。普瑞巴林、加巴喷丁、度洛西汀可作为糖尿病痛性神经病变初始治疗药物。

附录 9 常用非胰岛素降糖药

类别	通用名	每片剂量（mg）	剂量范围（mg/d）	作用时间（h）	半衰期（h）	主要不良反应
双胍类	二甲双胍	250/500/850	500~2000	5~6	1.5~1.8	胃肠道反应
	二甲双胍缓释片	500	500~2000	8	6.2	胃肠道反应
磺脲类	格列本脲	2.5	2.5~20	16~24	10~16	严重低血糖，体重增加
	格列吡嗪	2.5/5	2.5~30	8~12	2~4	低血糖，体重增加
	格列吡嗪控释片	5	5~20	6~12	2~5	低血糖，体重增加
	格列齐特	80	80~320	10~20	6~12	低血糖，体重增加
	格列齐特缓释片	30/60	30~120		12~20	低血糖，体重增加
	格列喹酮	30	30~180	5~8	1.5	低血糖，体重增加
	格列美脲	1/2	1~8	24	5	低血糖，体重增加
格列奈类	瑞格列奈	0.5/1/2	1~16	4~6	1	低血糖，体重增加
	那格列奈	120	120~360	1.3	1.5	低血糖，体重增加
	米格列奈钙片	10	30~60		1.2	低血糖，体重增加

（续表）

类别	通用名	每片剂量 (mg)	剂量范围 (mg/d)	作用时间 (h)	半衰期 (h)	主要不良反应
α-糖苷酶抑制剂	阿卡波糖	50/100	100~300	9.6	3.7	胃肠道反应
	伏格列波糖	0.2	0.2~0.9	9.6	3.7	胃肠道反应
	米格列醇	50	100~300		2	胃肠道反应
噻唑烷二酮类	罗格列酮	4	4~8		3.5	体重增加，水肿
	吡格列酮	15/30	15~45	2（达峰时间）	3~7	体重增加，水肿
二肽基肽酶-4抑制剂	西格列汀	100	100	24	12.4	鼻咽炎
	沙格列汀	5	5	24	2.5	过敏、血管性水肿
	维格列汀	50	100	24	2	鼻咽炎
	利格列汀	5	5	1.5	12	鼻咽炎
	阿格列汀	25	25	1~2	21	头疼、过敏
GLP-1RA	利拉鲁肽	18/3 mL	0.6~1.8	24	13	胃肠道反应
	艾塞那肽	0.3/1.2 mL、0.6/2.4 mL、0.6/2.4 mL	0.01~0.02	10	2.4	胃肠道反应

（续表）

类别	通用名	每片剂量（mg）	剂量范围（mg/d）	作用时间（h）	半衰期（h）	主要不良反应
GLP-1RA	贝那鲁肽	2.1 mL/4.2 mg	0.3~0.6	2	0.25	胃肠道反应
	利司那肽	0.15/3 mL, 0.3/3 mL	0.01~0.02	1~2（达峰）	2~4	胃肠道反应
	度拉糖肽	1.5/0.5 mL	0.75~1.5/周	2 d（达峰）	4.7 d	胃肠道反应
	司美格鲁肽	2.0/1.5 mL	0.25~1.0/周	1~1.5 d（达峰）	7 d	胃肠道反应
SGLT-2抑制剂	达格列净	10	10	24	12.9	生殖道感染
	恩格列净	10/25	10~25	1.5（达峰时间）	12.4	生殖道感染
	卡格列净	100/300	100~300	1~2（达峰）	10.6~13.1	生殖道感染
	艾托格列净	5	5	1（达峰）	16.6	生殖道感染

注：GLP-1RA 为胰升糖素样肽-1受体激动剂；SGLT-2 为钠-葡萄糖共转运蛋白2。

（张丽红）

扫码查看参考文献

第九节　高血压管理

3.9.1　高血压管理的益处

改善高血压的控制状况。

降低高血压相关靶器官受累风险。

显著降低各种类型的高血压患者发生心脑肾血管并发症的总风险。

3.9.2　高血压管理原则

诊室血压和诊室外血压结合，明确高血压的诊断。

基于分级、分型和分期的管理原则。

改善生活方式为基础治疗，适时启动药物治疗。

持续控制血压达标。

针对能够检出的可逆的心血管病危险因素、靶器官损害及合并的临床疾病进行针对性的干预。

3.9.3　高血压管理措施

3.9.3.1　治疗目标

高血压的本质是心血管综合征，由包括遗传和环境因素在内的多种病因所致。高血压的危害取决于血压升高的本身，以及患者所合并的其他心血管病危险因素、靶器官损害和（或）心、脑、肾和血管并发症。因此，高血压的治疗应涵盖以下三方面的内容：①针对血压升高本身的降压治疗（分级）；②针对高血压的病因的纠正和治疗（分型）；③针对合并的危险

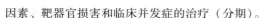

因素、靶器官损害和临床并发症的治疗（分期）。

（1）一般患者血压目标需控制在 140/90 mmHg 以下，如可耐受，应降至最佳目标＜130/80 mmHg。

（2）在可耐受和可持续的条件下，糖尿病、蛋白尿等高危因素的患者血压可控制在 130/80 mmHg 以下。

（3）65～79 岁的老年高血压患者，建议血压控制目标＜140/90 mmHg，如耐受，可降至最佳目标＜130/80 mmHg。虚弱、有多种合并症的老年患者，应根据患者耐受性及坚持治疗的可能因素综合决定。

（4）80 岁以上的老年患者，建议降压目标＜150/90 mmHg，如可耐受，可进一步降低。

（5）在诊室血压控制的基础上，应积极关注诊室外血压的控制。推荐家庭血压和日间动态血压＜135/85 mmHg，24 小时动态血压＜130/80 mmH；在诊室血压达标的基础上，可考虑清晨家庭/动态血压＜135/85 mmHg，夜间动态血压＜120/70 mmHg。

3.9.3.2　实现降压达标的方式

除高血压急症和亚急症外，对大多数高血压患者而言，应根据病情在 4 周内或 12 周内将血压逐渐降至目标水平。年轻、病程较短的高血压患者，降压速度可稍快；老年人、病程较长，有合并症且耐受性差的患者，降压速度则可稍慢。

3.9.3.3　风险评估

对高血压患者进行风险评估，并根据风险评估的水平，采取针对性的诊治措施（表 3-9-1，表 3-9-2）。

表 3-9-1　心血管风险水平分层

心血管危险因素和疾病史	血压（mmHg）			
	SBP 130～139 和（或）DBP 85～89	SBP 140～159 和（或）DBP 90～99	SBP 160～179 和（或）DBP 100～109	SBP≥180 和（或）DBP≥110
无	低危	低危	中危	高危
1～2 个其他危险因素	低危	中危	中－高危	很高危

（续表）

心血管危险因素和疾病史	血压（mmHg）			
	SBP 130～139 和（或）DBP 85～89	SBP 140～159 和（或）DBP 90～99	SBP 160～179 和（或）DBP 100～109	SBP≥180 和（或）DBP≥110
≥3 个其他危险因素，靶器官损害，CKD3 期，无并发症的糖尿病	中－高危	高危	高危	很高危
临床并发症，CKD≥4 期，有并发症的糖尿病	高－很高危	很高危	很高危	很高危

注：CKD 为慢性肾脏疾病。

表 3－9－2　高血压的分期

1 期	2 期	3 期
危险因素阶段	靶器官损害阶段	临床合并症阶段
	靶器官损害	确诊 CVD
	CKD 3 期	CKD 分期≥4 期
	无并发症的糖尿病	或有并发症的糖尿病

3.9.3.4　治疗性生活方式干预

生活方式干预在任何时候对任何高血压患者（包括血压正常高值者和需要药物治疗的高血压患者）都是合理、有效的治疗，其目的是降低血压、控制其他危险因素和临床情况。

生活方式干预对降低血压和心血管危险的作用肯定，所有患者都应采用，主要措施包括：①减少钠盐摄入，每人每日食盐摄入量逐步降至 <5 g，增加钾摄入。②合理膳食，平衡膳食。③控制体重，使 BMI < 24.0 kg/m^2；腰围：男性 <90 cm；女性 <85 cm。④不吸烟，彻底戒烟，避免被动吸烟。⑤限制饮酒。⑥运动疗法，中等强度，每周 4～7 次，每次持续 30～60 min。⑦减轻精神压力，保持心理平衡。⑧改善睡眠。

3.9.3.5　药物治疗

（1）药物治疗原则：除了生活方式干预外，大多数高血压患者需要药物治疗。药物治疗的目的是通过有效控制血压，并长期持续血压达标，最终降低心、脑、肾与血管并发症发生和死亡的总风险。基于以上目的，建议降压药物应的基本原则如下。

1）降低风险：建议选择有证据支持可降低心血管病发病和死亡风险的降压药物。

2）长效降压：首选每日服药一次可有效控制 24 小时血压的长效药物，具有减少血压波动、维持血压节律的优势。

3）联合治疗：对于 2 级以上血压（≥160/100 mmHg）、高于目标血压 20/10 mmHg、心血管高危/很高危的高血压患者，以及单药治疗未达标的高血压患者应进行联合降压治疗。1 级高血压患者，也可考虑起始小剂量联合治疗。

4）起始剂量：一般患者采用常规剂量；高龄老年人、有心、脑、肾疾病的很高危者，初始治疗时通常应采用较小的有效治疗剂量。根据需要，可考虑逐渐增加至足剂。

5）服药时间：一般高血压患者通常应在早晨服用降压药物，除非明确需要控制夜间血压升高，不应常规推荐睡前服用降压药。

6）个体化治疗：根据患者合并症的不同和药物疗效及耐受性，以及患者个人意愿或长期承受能力，选择适合患者个体的降压药物。

（2）治疗药物选择：常用降压药物包括钙通道阻滞剂（calcium channel blocker，CCB）、ACEI、ARB、ARNI、利尿剂和 β 受体阻滞剂六类，以及由上述药物组成的固定配比复方制剂。建议六大类降压药物均可作为初始和维持用药的选择，应根据患者的危险因素、亚临床靶器官损害以及合并临床疾病情况，合理选择降压药物。此外，α 受体阻滞剂或其他种类降压药亦可应用于有其他适应证的高血压人群。

CCB 为最常用的降压药，包括硝苯地平、非洛地平、贝尼地平、氨氯地平等。我国完成和参与的 HOT-China、HOT-Plendil、FEVER 等多项大型的临床研究中，应用非洛地平缓释片降压平稳，达标率高，可有效降低脑卒中等心脑血管事件。门冬氨酸氨氯地平片是我国自主研发的 CCB 类降压药物，有改善非酒精性脂肪性肝病的作用。盐酸地尔硫䓬有松弛血管平滑肌、扩张血管的药理特点，因此临床上经常将地尔硫䓬用于高血压合并心绞痛的患者的治疗。

β受体阻滞剂常用的有阿替洛尔、美托洛尔、比索洛尔、阿罗洛尔等。琥珀酸美托洛尔缓释片具有长效效果，可用于合并心率快、心功能不全者。比索洛尔片是 β_1 受体选择性更高的 β 受体阻滞剂，用于高血压、心绞痛的治疗。平稳降压的同时减慢心率。阿罗洛尔具有 β 受体阻断和适度的 α 受体阻断作用，α 及 β 受体阻断作用的强度之比约为 1:8。主要适用于轻中度高血压、心绞痛、心动过速和原发性震颤。

药物治疗的选择方案见图 3-9-1，降压药物适应证如表 3-9-3所示。

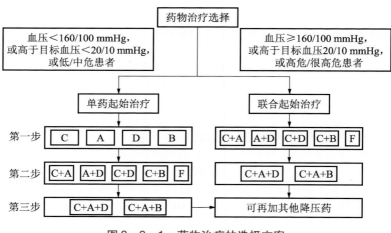

图 3-9-1 药物治疗的选择方案

注：① C 为二氢吡啶类钙通道阻滞剂；A 为血管紧张素转换酶抑制剂、血管紧张素 Ⅱ 受体阻滞剂或 ARNI；D 为噻嗪类利尿剂；B 为 β 受体阻滞剂；F 为固定复方制剂。

② 血压在 140～150/90～99 mmHg 之间的高血压患者，也可考虑给予小剂量两药联合治疗。

表3-9-3 常用降压药的强适应证

适应证	CCB	ACEI	ARB	利尿剂	β受体阻滞剂
左心室肥厚	+	+	+	±	±
稳定性冠心病	+	+[a]	+[a]	-	+
心肌梗死后	-[b]	+	+	+[c]	+
心力衰竭	-[e]	+	+	+	+
心房颤动预防	-	+	+	-	-
脑血管病	+	+	+	+	±
颈动脉内中膜增厚	+	±	±	-	-
蛋白尿/微量白蛋白尿	-	+	+	-	-
肾功能不全	±	+	+	+[d]	-
老年	+	+	+	+	±
糖尿病	±	+	+	±	-
血脂异常	±	+	+	-	-

注：CCB为二氢吡啶类钙通道阻滞剂；ACEI为血管紧张素转换酶抑制剂；ARB为血管紧张素Ⅱ受体阻滞剂；+为适用；-为证据不足或不适用；±为可能适用；[a]冠心病二级预防；[b]对伴心肌梗死病史者可用长效CCB控制高血压；[c]螺内酯；[d]eGFR < 30 mL/min 时应选用襻利尿剂；[e]氨氯地平和非洛地平可用。

3）联合治疗：联合应用降压药物已成为降压治疗的基本方法。为了达到目标血压水平，大部分高血压患者需要使用2种或2种以上降压药物。

我国临床主要推荐应用的优化联合治疗方案是：二氢吡啶类CCB + ACEI/ARB/ARNI；ACEI/ARB/ARNI + 噻嗪类利尿剂；二氢吡啶类CCB + 噻嗪类利尿剂；二氢吡啶类CCB + β受体阻滞剂。

可以考虑使用的联合治疗方案是：利尿剂 + β受体阻滞剂；α受体阻滞剂 + β受体阻滞剂；二氢吡啶类CCB + 保钾利尿剂；噻嗪类利尿剂 + 保钾利尿剂，ACEI/ARB/ARNI + β受体阻滞剂。

不推荐的联合治疗方案是：ACEI、ARB、ARNI和肾素抑制剂之间的联合；中枢作用药 + β受体阻滞剂。

多种药物的合用：①三药联合的方案：在上述各种两药联合方案中加

上另一种降压药物便构成三药联合方案，其中二氢吡啶类 CCB + ACEI/ARB/ARNI + 噻嗪类利尿剂组成的联合方案最为常用。②四药联合的方案：主要适用于难治性高血压患者，可以在上述三药联合基础上加用第 4 种药物如 β 受体阻滞剂、醛固酮受体拮抗剂（如螺内酯、依普利酮）、氨苯蝶啶、可乐定或 α 受体阻滞剂等。

4）单片复方制剂：单片复方制剂是常用的一组高血压联合治疗药物。通常由不同作用机制的两种或两种以上的降压药组成。与随机组方的降压联合治疗相比，其优点是使用方便，可改善治疗的依从性及疗效，是联合治疗的新趋势。应用时注意其相应组成成分的禁忌证或可能的不良反应。

我国传统单片复方制剂，包括复方利血平氨苯蝶啶片、复方利血平片（复方降压片）等。复方利血平氨苯蝶啶片作为国产创新药，氢氯噻嗪、氨苯蝶啶、硫酸双肼屈嗪和利血平 4 种成分协同增效，安全有效，达标率高，在基层广泛使用，可作为高血压患者基础用药的选择。

新型单片复方制剂一般由不同作用机制的两种药物组成，使用方便，可改善依从性。如长效 ACEI 与利尿剂协同增效的赖诺普利氢氯噻嗪片；大剂量坎地沙坦与氢氯噻嗪联合的坎地氢噻；兼具降压和调脂作用的氨氯地平阿托伐他汀钙片，有利于血压和 LDL-C 双重达标，降低心血管事件发生率。

3.9.4 高血压合并临床疾病的管理建议

对于多种合并症人群，特别是虚弱的患者，建议血压目标维持在 SBP 130 ~ 150 mmHg，避免更低的血压目标（表 3 - 9 - 4）。

表 3 - 9 - 4 有合并症的高血压患者治疗流程

患者特诊	第一步	第二步	第三步
高血压合并心肌梗死	A + B	A + B + C 或 A + B + D	转诊或 A + B + C + D
高血压合并心绞痛	B 或 A 或 C	B + C 或 B + A 或 A + C	B + C + A 或 B + C + D
高血压合并心力衰竭	A + B	A + B + D	转诊或 A + B + D + C
高血压合并脑卒中	C 或 A 或 D	C + A 或 C + D 或 A + D	C + A + D
高血压合并糖尿病或慢性肾脏病	A	A + C 或 A + D	A + C + D

注：A 为血管紧张素转换酶抑制剂、血管紧张素 Ⅱ 受体阻滞剂或 ARNI；B 为 β 受体阻滞剂；C 为二氢吡啶类钙通道阻滞剂；D 为噻嗪类利尿剂。

3.9.4.1 高血压合并房颤

高血压是发生房颤的重要危险因素。房颤患者血压测量易出现误差，建议采用三次测量的平均值。有条件的情况下，可以使用能够检测房颤的电子血压计。

高血压和房颤共同的重要并发症是脑卒中。所有合并非瓣膜病房颤的高血压患者都应根据 CHADS$_2$ 或 CHA$_2$DS$_2$-VASc 评分（表 3 – 9 – 5）进行血栓栓塞的危险评估，并进行出血风险的评估。

表 3 – 9 – 5　CHA$_2$DS$_2$-VASc 评分方法

危险因素	分值
慢性心力衰竭/左心功能不全（C）	1
高血压（H）	1
年龄≥75 岁（A）	2
糖尿病（D）	1
卒中/短暂性脑缺血发作（TIA）/血栓史（S）	2
血管病变（V）	1
年龄 65～74 岁（A）	1
女性（S）	1
总分值	9

3.9.4.2 老年高血压

改善生活方式同样适合老年高血压患者。药物治疗的起始血压水平：65～79 岁老年人，如血压≥140/90 mmHg，应开始药物治疗；80 岁及以上的老年人，SBP≥150 mmHg 时开始药物治疗。

降压的目标值：老年高血压治疗的主要目标是 SBP 达标，共病和衰弱症患者应综合评估后，个体化确定血压起始治疗水平和治疗目标值。65～79 岁的老年人，第一步应将血压降至＜140/90 mmHg；如能耐受，目标血

压 < 130/80 mmHg。≥80 岁的老年人应将血压降至 < 150/90 mmHg；患者如 SBP < 130 mmHg 且耐受良好，可继续治疗而不必回调血压水平。衰弱的高龄老年人降压应注意监测血压，降压速度不宜过快，降压水平不宜过低。

老年高血压治疗药物选择：推荐利尿剂、CCB、ACEI、ARB 或 ARNI，均可作为初始或联合药物治疗。应从小剂量开始，逐渐增加至最大剂量。无并存疾病的老年高血压不宜首选 β 受体阻滞剂。利尿剂可能降低糖耐量，诱发低血钾、高尿酸和血脂异常，需小剂量使用。α 受体阻滞剂可作为伴良性前列腺增生或难治性高血压患者的辅助用药，但高龄老年人以及有体位血压变化的老年人使用时应当注意体位性低血压。老年高血压常与多种疾病，如冠心病、心力衰竭、脑血管疾病、肾功能不全、糖尿病等并存，治疗更应着重个体化。

3.9.4.3 高血压合并脑卒中

急性脑出血的降压治疗：SBP > 220 mmHg 时，应积极使用静脉降压药物降低血压。患者 SBP > 180 mmHg 时，可使用静脉降压药物控制血压，160/90 mmHg 可作为参考的降压目标值。

病情稳定的脑卒中患者，降压目标应达到 < 140/90 mmHg。颅内大动脉粥样硬化性狭窄（狭窄率 70% ~ 99%）导致的缺血性脑卒中或短暂性脑缺血发作患者，推荐血压达到 < 140/90 mmHg。低血流动力学因素导致的脑卒中或 TIA，应权衡降压速度与幅度对患者耐受性及血流动力学的影响。降压药物种类和剂量的选择以及降压目标值应个体化。

急性缺血性脑卒中准备溶栓者血压应控制在 < 180/110 mmHg。缺血性脑卒中后 24 h 内血压升高的患者应谨慎处理，应先处理紧张焦虑、疼痛、恶心呕吐及颅内压升高等情况。血压持续升高，SBP ≥ 200 mmHg 或 DBP ≥ 110 mmHg，或伴有严重心功能不全、主动脉夹层、高血压脑病的患者，可予降压治疗。选用拉贝洛尔、尼卡地平等静脉药物，避免使用引起血压急剧下降的药物。

急性脑出血的降压治疗：SBP > 220 mmHg，应积极使用静脉降压药物降低血压；患者 SBP > 180 mmHg，可使用静脉降压药物控制血压，160/90 mmHg 可作为参考的降压目标值。在降压治疗期间应严密观察血压变化，每隔 5 ~ 15 min 进行 1 次血压监测。

3.9.4.4 高血压伴冠心病

1）降压治疗的目标水平：推荐 < 140/90 mmHg 作为合并冠心病的高血压患者的降压目标，如能耐受，可降至 < 130/80 mmHg，应注意 DBP 不宜降至 60 mmHg 以下。高龄、存在冠状动脉严重狭窄病变的患者，血压不宜过低。

2）慢性冠心病的降压药物选择：β 受体阻滞剂、CCB 可以降低心肌氧耗量，减少心绞痛发作，应作为首选。血压控制不理想，可以联合使用 ACEI/ARB 及利尿剂。

3）非 ST 段抬高型急性冠脉综合征（non-ST-segment elevationacute coronary syndrome，NSTE-ACS）的降压药物选择：恶化劳力性心绞痛患者仍以 β 受体阻滞剂、CCB 作为首选，血压控制不理想时，可联合使用肾素 - 血管紧张素系统阻滞剂以及利尿剂。另外，当考虑血管痉挛因素存在时，应该注意避免使用大剂量的 β 受体阻滞剂，因有可能诱发冠状动脉痉挛。

4）急性 ST 段抬高型心肌梗死的降压药物选择：β 受体阻滞剂和肾素 - 血管紧张素系统阻滞剂在心肌梗死后长期服用作为二级预防可以明显改善患者的远期预后，没有禁忌证者应尽早使用。血压控制不理想时可以联合使用 CCB 及利尿剂。

3.9.4.5 高血压合并心力衰竭

1）降压目标：推荐的降压目标为 < 130/80 mmHg。高血压合并左心室肥厚但尚未出现心力衰竭的患者，可先将血压降至 < 140/90 mmHg，如患者能良好耐受，可进一步降低至 < 130/80 mmHg，有利于预防心力衰竭的发生。

2）高血压合并慢性 HFrEF：首先推荐应用 ACEI（不能耐受者可使用 ARB）、ARNI、β 受体阻滞剂和醛固酮受体拮抗剂。如仍未能控制高血压，推荐应用氨氯地平、非洛地平。

3）高血压合并 HFpEF：HFpEF 的病因大多为高血压，在心力衰竭症状出现后仍可伴高血压。上述 3 种药物并不能降低此类患者的死亡率和改善预后。如仍未能控制高血压，推荐应用氨氯地平、非洛地平。不推荐应用 α 受体阻滞剂、中枢降压药（如莫索尼定）。有负性肌力效应的 CCB 如地尔硫䓬和维拉帕米不能用于 HFrEF，但对于 HFpEF 患者，仍可能是安全的。

3.9.4.6　高血压伴肾脏疾病

1）CKD 患者的降压目标：CKD 合并高血压患者 SBP≥140 mmHg 或 DBP≥90 mmHg 时开始药物降压治疗。降压治疗的靶目标在白蛋白尿 < 30 mg/d 时为 < 140/90 mmHg，在白蛋白尿 30～300 mg/d 或更高时为 < 130/80 mmHg，60 岁以上患者可适当放宽降压目标。

2）CKD 患者的降压药物应用原则：ACEI/ARB、CCB、α 受体阻滞剂、β 受体阻滞剂、利尿剂都可以作为初始选择药物。

ACEI/ARB 不但具有降压作用，还能降低蛋白尿、延缓肾功能的减退，改善 CKD 患者预后。初始降压治疗应包括一种 ACEI 或 ARB，单独或联合其他降压药，但不建议两药联合应用。用药后血肌酐较基础值升高 < 30% 时仍可谨慎使用，超过 30% 时需考虑减量或停药。

eGFR > 30 mL/（min·1.73 m^2）（CKD 1～3 期）的患者，噻嗪类利尿剂有效；eGFR < 30 mL/（min·1.73 m^2）（CKD 4～5 期）的患者可用襻利尿剂。醛固酮拮抗剂与 ACEI 或 ARB 联用可能加速肾功能恶化和发生高钾血症的风险。

β 受体阻滞剂可以对抗交感神经系统的过度激活而发挥降压作用，α、β 受体阻滞剂具有心肾保护作用，可应用于不同时期 CKD 患者的降压治疗。

其他降压药，如 α$_1$ 受体阻滞剂、中枢 α 受体激动剂，均可酌情与其他降压药物联用。

3.9.4.7　高血压合并糖尿病

1）降压治疗的目标：建议糖尿病患者的降压目标为 130/80 mmHg，耐受性差的老年或伴严重冠心病患者，可考虑更宽松的降压目标值 140/90 mmHg。

2）药物的选择和应用：降压治疗方案中应包含 ACEI、ARB 或 ARNI；如需联合用药，应以 ACEI、ARB 或 ARNI 为基础，加用利尿剂或二氢吡啶类 CCB，合并心绞痛可加用 β 受体阻滞剂。反复低血糖发作者，慎用 β 受体阻滞剂，以免掩盖低血糖症状。如需应用利尿剂和 β 受体阻滞剂时宜小剂量使用。α、β受体阻滞剂能够增加胰岛素敏感性，对糖脂代谢无不良影响。

3.9.4.8　代谢综合征

1）诊断标准：具备以下3项及以上即可作出诊断：①腹型肥胖：男性腰围≥90 cm，女性腰围≥85 cm；②血压增高：血压≥130/85 mmHg和（或）已确诊为高血压并治疗者；③血脂异常：空腹TG≥1.7 mmol/L，空腹HDL-C<1.04 mmol/L，或确诊血脂异常并药物治疗者；④高血糖：空腹血糖≥6.1 mmol/L或糖负荷后2 h血糖≥7.8 mmol/L，和（或）已确诊为糖尿病并治疗者。

2）治疗原则和方法：①生活方式干预。健康膳食和合理运动甚为重要且有效。国内社区人群研究显示，适当增加运动可降低代谢综合征风险10%～20%。②降压药物的应用。推荐ACEI、ARB或ARNI优先应用，尤适用于伴糖尿病或肥胖患者；也可应用二氢吡啶类CCB；伴心功能不全及冠心病者，可应用噻嗪类利尿剂和β受体阻滞剂。

3）合并多种心血管病的治疗：高血压患者往往合并多重心血管病危险因素、靶器官损害和并存的临床疾病。既往的临床试验研究入选的患者均设定严格且针对性的入选条件，存在多种合并疾病的患者、依从性差和不易随访的患者多为研究的排除对象。研究中即使入选了这些患者，往往因为样本量的不足，研究无法得出明确的结论，因此对于多种合并疾病的患者，根据患者个体的基本状况，应根据就诊的主要疾病情况，参照本指南针对一般患者和两病共存的情况进行管理，针对这些患者的管理需要着重注意避免不可耐受的不良反应的发生，从而导致治疗中止。因此，对于多种合并症的患者，在可耐受的情况下，将血压、心率及其他可改变的危险因素控制在接近循证目标是一种合理的选择。同时应避免多重药物的应用而导致药物之间的相互作用增加药物相关的不良反应。中药制剂适应证广泛，如松龄血脉康胶囊、心脉通胶囊，临床试验显示对改善血压、血脂水平、缓解症状有一定的作用，可考虑用于合并代谢综合征的患者。

（张宇清）

第四章 疾病干预

第一节 冠心病

4.1.1 概述

冠心病是指动脉粥样硬化斑块在冠状动脉内壁沉积，导致管腔狭窄或阻塞，引起心肌缺血缺氧的病理进程。推算我国冠心病现患人数1139万，且在未来的10年内，冠心病的患病率及死亡率仍呈上升趋势[1]。冠心病是多重危险因素综合作用的结果，包括高血压、糖尿病、血脂紊乱、吸烟、饮酒、中心型肥胖、果蔬摄入不足、身体活动缺乏、心理社会压力大等。

4.1.2 诊断与分类

（一）诊断

1. 急性冠脉综合征的诊断

（1）症状　劳累或情绪激动诱发的胸骨后压榨样疼痛、呼吸困难。

（2）心电图表现　ST段抬高、压低、新出现的束支阻滞、T波及Q波的动态演变。

（3）生物标志物　肌钙蛋白水平升高超过正常上限。

2. 慢性冠脉综合征（chronic coronary syndrome，CCS）的识别

（1）基础疾病　高血压、糖尿病、高脂血症、吸烟、肥胖等。

（2）症状　典型的活动时胸骨后疼痛，应用硝酸酯类药物可缓解。

（3）基本检查　心电图、运动负荷心电图、冠状动脉计算机体层摄影血管造影等。

（4）男性及中年、老年患者发病率更高。

（二）分类

冠心病常表现为慢性、进展性过程，依据临床特点，可将其分为ACS

和 CCS（图 4 - 1 - 1）。

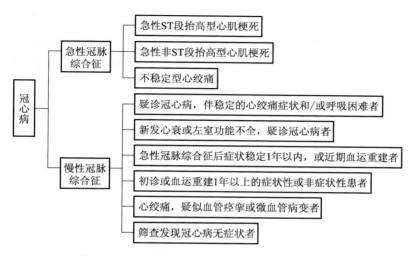

图 4 - 1 - 1　冠状动脉粥样硬化性心脏病的分类

4.1.3　治疗

治疗原则是识别 ACS 并尽快进行转诊，综合管理 CCS；治疗目标是减少心血管病不良事件发生、维持长期稳定状态、延长患者生存时间。

4.1.3.1　ACS 的诊疗流程（图 4 - 1 - 2）

1. 识别　胸痛来诊的患者，10 min 内迅速完善并判读 12 导联心电图有无 ST 段改变（Ⅰ，B），必要时加做 V_{3R}、V_{4R}、$V_7 \sim V_9$ 导联；监测肌钙蛋白作为早期诊断工具，但不应因等待结果而延误转诊。

2. 监测　应用具备除颤功能的心电监测仪，监测心电、血压、血氧饱和度。

3. 给药　高度疑诊 ACS 者，立即加用负荷剂量抗血小板药物：嚼服阿司匹林 300 mg，口服氯吡格雷 300 mg 或替格瑞洛 180 mg 联合治疗（Ⅰ，A）。

4. 转诊

（1）疑诊急性 ST 段抬高型心肌梗死（ST-segment elevation myocardial infarction，STEMI）者，预计 120 min 可转至经皮冠状动脉介入治疗（percutaneous coronary intervention，PCI）中心并完成血管再通治疗时，联系就近 PCI 中心以启动心导管室，并于 30 min 内将患者转出行直接 PCI（Ⅰ，B）。

预计 120 min 内无法完成再灌注治疗时，应在首次医疗接触（first medical contact，FMC）30 min 内开始溶栓，并在溶栓后 60～90 min 内判定溶栓结果，决定后续治疗方案（Ⅰ，A）；若无溶栓资质，应联系 PCI 中心，并在 FMC 30 min 内于转运救护车上开始溶栓治疗（Ⅰ，A）。

（2）NSTE-ACS 及不能明确者，应减少延迟，尽快转到 PCI 中心，由 PCI 中心进行风险评估及制订治疗策略。

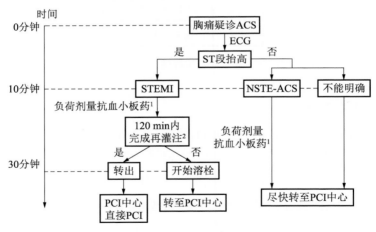

图 4 - 1 - 2　急性冠脉综合征急救流程

注：[1]负荷剂量抗血小板药指 300 mg 阿司匹林 + 300 mg 氯吡格雷或 300 mg 阿司匹林 + 180 mg 替格瑞洛；[2]完成再灌注指导丝通过梗死相关血管；ACS 为急性冠脉综合征；ECG 为心电图；NSTE-ACS 为非 ST 段抬高型急性冠脉综合征；PCI 为经皮冠状动脉介入治疗；STEMI 为 ST 段抬高型心肌梗死。

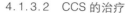

4.1.3.2　CCS 的治疗

1. 生活方式改善

建议患者戒烟、限酒、限盐、合理膳食、控制体重、适度锻炼、改善不良情绪。具体指导可参照相关章节。

2. 药物治疗

（1）预防心血管不良事件药物

1）抗血小板药物：包括阿司匹林和 P2Y$_{12}$ 受体拮抗剂。氯吡格雷和替格瑞洛是国内常用的口服 P2Y$_{12}$ 受体拮抗剂。推荐 CCS 患者长期口服阿司匹林 75～100 mg，1 次/d（Ⅰ，A），或应用氯吡格雷 75 mg，1 次/d（Ⅰ，B）；对于血运重建患者，术后 6～12 个月内联用氯吡格雷 75 mg，1 次/d，即双联抗血小板药物治疗（dual antiplatelet therapy，DAPT）（Ⅰ，A）。吲哚布芬可逆性的抑制 COX-1，胃肠道影响小，出血风险低，100～200 mg，2 次/d，可替代阿司匹林或氯吡格雷。

2）调脂药物：首先进行总体风险评估，确定患者危险分层。对于超高危人群，LDL-C 靶目标为 1.4 mmol/L 以下，且较基线水平降低 50% 以上（Ⅰ，A）；对于极高危人群，LDL-C 靶目标为 1.8 mmol/L 以下，且较基线水平降低 50% 以上（Ⅰ，A）[2]。首选他汀类药物[3]（Ⅰ，A）；控制不佳时应联用胆固醇吸收抑制剂（Ⅰ，B）[4]；若 LDL-C 仍未达标，应加用前蛋白转化酶枯草溶菌素 9 抑制剂[5]（Ⅰ，A）。

3）ACEI 或 ARB：合并心力衰竭、高血压、糖尿病、慢性肾脏病（血肌酐 >265 mmol/L 时慎用）可长期应用（Ⅰ，A）。

4）β 受体阻滞剂：合并心力衰竭时推荐使用（Ⅰ，A）；既往心肌梗死的患者可长期应用[6]（Ⅱa，B）。

（2）缓解症状药物：对有症状的患者，可联用一种或多种缓解症状药物（Ⅰ，C）；首选 β 受体阻滞剂和（或）CCB（Ⅰ，A），不能耐受或效果不佳时可用长效硝酸酯类、雷诺嗪、曲美他嗪、尼可地尔、伊伐布雷定等二线药物（Ⅱa，B）。辅酶Ⅰ（NAD$^+$）可特异提升 Sirtuins 去乙酰化活性，恢复线粒体功能，改善冠状动脉微循环，可改善冠心病的胸闷、胸痛、心绞痛等症状（Ⅰ，B）。

（3）中医药治疗：中医治疗应遵循整体观和辨证论治的原则，运用阴阳五行学说、四诊合参的方法，结合多种辨证方法，选择中药、针灸等进行治疗。通心络胶囊由络病理论指导，通过血液保护、血管保护、缺血织组保护，促进心肌再灌注，减少无复流，用于冠心病一二级预防。复方丹参滴丸具有活血化瘀，理气止痛之功效。主治气滞血瘀所致的胸痹，症见胸闷、心前区刺痛；冠心病心绞痛见上述证候者。心可舒片具有活血化瘀，行气止痛的功效，可改善冠心病合并焦虑抑郁。理气活血滴丸改善胸痛、胸闷、气短、心悸、畏寒等症状。脉络宁口服液具有抑制血小板聚集、抗血栓形成、抑制氧化应激损伤和改善细胞缺血的作用，主要用于治疗冠心病、糖尿病周围血管病变等疾病。麝香通心滴丸、银杏叶滴丸/片可有效改善心绞痛症状，提高患者运动耐量。部分中成药，如活心丸（水丸）、芪冬颐心颗粒、芪丹通脉片等，可根据适应证选择。

3. 血运重建

规范药物方案的同时，血运重建可作为治疗策略的重要补充。血运重建的决策，需结合患者危险因素、心肌缺血证据、心功能等因素，综合考虑患者风险及获益后确定。

4.1.3.3　共病的治疗

冠心病患者常合并多种疾病，综合把握患者临床情况、提供个体化的治疗，是基层医师工作的重心（图 4 - 1 - 3）。

1. 心源性疾病

（1）合并高血压：高血压是心血管病的重要危险因素，收缩压每降低 10 mmHg，冠心病风险可降低 17%[7]。建议：①收缩压控制在 120 ~ 130 mmHg（Ⅰ，A）[7,8]；②症状性心绞痛患者，应用 β 受体阻滞剂和 CCB 类降压药（Ⅰ，A）[9]；③心肌梗死后患者，应用 β 受体阻滞剂和 ACEI/ARB 以预防心血管事件（Ⅰ，A）[9]。

（2）合并房颤：房颤是冠心病的常见合并症，抗栓治疗可降低冠心病合并房颤患者缺血性卒中及其他缺血性事件的发生率[10]。建议：①定期进行血栓（CHA_2DS_2-VASc）与出血（HAS-BLED）风险评估，制定个体化抗栓治疗方案。②应用口服抗凝药（oral anticoagulant，OAC）时，优先选择新型口服抗凝药（non-vitamin K antagonist oral anticoagulant，NOAC）Ⅹa 因子抑制剂或Ⅱa 因子抑制剂（Ⅰ，A）[11]；应用维生素 K 受体拮抗剂（vitamin K antagonist，VKA）者，应将国际标准化比值（international normalized ratio，INR）控制在 2.0 ~ 2.5 且治疗窗内时间（time in therapeutic

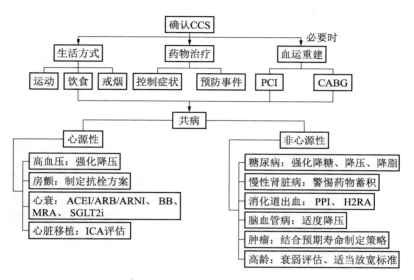

图 4 - 1 - 3 慢性冠脉综合征治疗流程

注：ACEI 为血管紧张素转换酶抑制剂；ARB 为血管紧张素受体拮抗剂；ARNI
为血管紧张素受体脑啡肽酶抑制剂；BB 为 β 受体拮抗剂；CABG 为冠状动脉旁路移
植术；CCS 为慢性冠脉综合征；H2RA 为 H2 受体抑制剂；ICA 为冠脉造影；MRA 为
醛固酮受体阻滞剂；PCI 为经皮冠状动脉介入治疗；PPI 为质子泵抑制剂；SGLT2i 为
钠 - 葡萄糖协同转运蛋白 2 抑制剂。

range，TTR）>70%（Ⅰ，A）[12]。③对于有抗凝指征的 CCS 患者，应长期
OAC 单药抗栓治疗[13]（Ⅰ，A）。④对于 PCI 术后患者，若缺血风险较低，
应于 1 周内停用阿司匹林并继续 OAC 和氯吡格雷双联治疗至 6 ~ 12 个月，
随后长期 OAC 单药抗栓治疗（Ⅰ，B）[14]；若缺血风险大于出血风险，可
于 1 周 ~ 1 个月时停用阿司匹林并继续 OAC 和氯吡格雷双联治疗至 12 个
月，随后长期 OAC 单药抗栓治疗或 OAC 联合单一抗血小板药物治疗（Ⅱ
a，C）[10,13,15]。

（3）合并心衰：高血压、冠心病是心衰的主要病因。建议：①积极治
疗原发病，改善生活方式，警惕感染、心律失常等常见诱因。②对于射血

分数减低的心衰（heart failure with reduced ejection fraction，HFrEF）患者，如无禁忌，应早期并长期应用 ACEI/ARB/ARNI[16]、β 受体阻滞剂、醛固酮受体阻滞剂（mineralocorticoid receptor antagonist，MRA）及 SGLT-2 抑制剂[17]（Ⅰ，A），以发挥良好的器官保护及心血管不良事件预防效果。已经使用了指南指导药物治疗的高危或病情恶化的患者，可考虑应用维利西呱以减少心衰入院及心血管死亡[18]（Ⅱb，B）。③对于射血分数中间值的心衰（heart failure with midrange ejection fraction，HFmrEF）患者，应用利尿剂可减轻症状（Ⅰ，C），可应用 SGLT-2 抑制剂[19]（Ⅱa，B），可考虑应用 ACEI/ARB/ARNI[20]、β 受体阻滞剂[21]、MRA[22] 等（Ⅱb，C），以降低心衰入院及死亡风险。④对于射血分数保留的心衰（heart failure with preserved ejection fraction，HFpEF）患者，应积极针对病因及合并症进行管理，应用利尿剂可减轻症状（Ⅰ，C），可应用 SGLT-2 抑制剂[23]（Ⅱa，B），可考虑应用 ARB/ARNI[24]、MRA[22]（Ⅱb，B）以降低心衰入院及死亡风险。

（4）心脏移植后：心脏移植后 5 年内，每年行冠状动脉造影以评估冠状动脉情况，如 5 年内未见明确病变，可放宽至每两年检查 1 次（Ⅰ，C）。

2. 心外疾病

（1）合并糖尿病，建议：①控制血压、血脂、糖化血红蛋白等危险因素（Ⅰ，A）[25]。其中：血压控制在 SBP 120～130 mmHg，DBP 70～80 mmHg；LDL-C < 1.4 mmol/L；HbA1C < 7%；②SGLT-2 抑制剂[26] 及有心血管获益证据的 GLP-1 受体激动剂[27]，可有效降低心血管不良事件发生风险（Ⅰ，A）。

（2）合并 CKD：我国成人 CKD 总患病率为 10.8%，CKD 为冠心病常见合并症，且心血管死亡率与 GFR 降低程度呈线性关系[28]。建议：①避免肾损药物，根据肾功调整药物剂量，警惕药物蓄积（Ⅰ，C）；②警惕造影剂肾病[29]（Ⅰ，B）。

（3）合并消化道出血：抗栓药物可通过局部作用及全身机制阻碍消化道黏膜修复，从而导致消化道损伤。消化道出血是冠心病患者抗栓治疗的常见并发症[30]，也是冠心病患者死亡的独立危险因素[31]。年龄≥65 岁、应用糖皮质激素、消化不良或胃食管反流病，以上 3 条中有 2 条及以上者考虑为消化道出血高危人群[32]。建议：①高危患者在抗栓治疗的同时应用质子泵抑制剂（proton pump inhibitor, PPI）（Ⅰ，A）[8]，预防和治疗DAPT引起的消化道出血，选择对肝酶CYP2C19抑制强度小的药物与氯吡格雷联用更安全，如雷贝拉唑、艾普拉唑；②CCS患者出现活动性出血时，应停用抗血小板药物至症状稳定；③ACS、支架术后6个月内患者，其治疗需多学科商讨评估确定，可考虑在消化道出血情况稳定后1周内恢复抗栓治疗[33]。

（4）合并缺血性脑血管病，建议：①SBP控制在130～140 mmHg，平衡心脏负荷及脑血流灌注；②有条件可转诊行溶栓、介入治疗改善脑血循环，可接受抗血小板（阿司匹林、氯吡格雷）治疗及加用其他改善脑血循环药物；加强肢体康复及心理疏导。

（5）合并肿瘤，建议：①结合预期寿命制订治疗策略（Ⅰ，C）；②活动性肿瘤患者不推荐积极的血运重建（Ⅰ，C）；③警惕放射性损伤、化疗药物等心脏毒性及免疫疗法的心脏损伤。

（6）高龄患者：我国80岁及以上人口约3580万人[34]。老年人普遍合并症多、依从性差、认知能力弱。建议：①高龄患者循证医学证据少，临床实践中应综合老年人特点，提供个体化治疗，可适当放宽指标。②警惕药物过量、自行停药、药品漏服/错服等现象。

4.1.4　心脏康复

以躯体锻炼为基础的心脏康复，可显著降低冠心病患者的心血管死亡率和住院率[35,36]。心脏康复及健康管理的五大处方包括：心理、运动、戒烟、营养和药物，其中前四部分详见本指南"危险因素干预"相关部分，本章节具体就血运重建后药物治疗进行介绍。

4.1.4.1　药物处方

血运重建后患者应长期坚持应用预防心血管事件药物，依据症状应用缓解心肌缺血药物，具体用药见图4-1-4。

4.1.4.2　患者教育

1. 强调规范、长期治疗带来的心血管获益，包括维持心脏功能，减少心血管不良事件发生率，降低住院率、再次血运重建及延长寿命等。
2. 告知患者监测常见药物不良反应，抗血小板药物带来出血风险；他

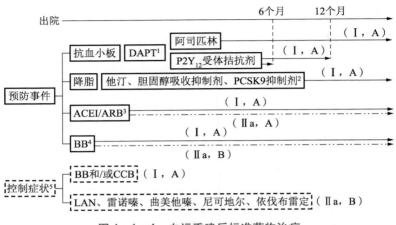

图 4 - 1 - 4　血运重建后标准药物治疗

注：[1] 血运重建后 DAPT 应用 6~12 个月；[2] 降脂首选他汀，控制不佳时联用胆固醇吸收抑制剂、PCSK9 抑制剂；[3] 合并心衰、高血压、糖尿病、慢性肾脏病时 ACEL/ARB 的推荐等级为（Ⅰ，A），否则为（Ⅱa，A）；[4] 合并心衰时 BB 的推荐等级为（Ⅰ，A），否则为（Ⅱa，B）；[5] 对有症状患者，规范应用预防事件药物的同时，可联用一种或多种缓解症状药物。

ACEI 为血管紧张素转换酶抑制剂；ARB 为血管紧张素受体拮抗剂；BB 为 β 受体拮抗剂；CCB 为钙离子通道阻滞剂；DAPT 为双联抗血小板药物；LAN 为长效硝酸酯类药物；PCSK9 抑制剂为前蛋白转化酶枯草溶菌素 9 抑制剂。

汀类药物可能导致肝脏损伤和肌痛；ACEI 可能导致干咳；CCB 可能导致踝部水肿；β 受体阻滞剂导致心率减慢等。

4.1.5　随访管理

1. 以科室为单位，以医护为基本单位组成建立随访系统。

2. 随访频次依据患者病情判定，病情相对平稳者 1~3 个月进行随访，病情控制不佳者 2 周内进行随访，必要时转诊上级医院。

3. 进行体格检查，包括体重、心率、心律、血压等；定期监测血脂、血糖、肝肾功能等实验室指标。

4. 记录患者心绞痛发作情况、活动能力、心理状态、饮食习惯、伴随疾病、药物治疗方案。

4.1.6　预防

冠心病的预防可分为一级预防（无冠心病者预防冠心病发生）和二级预防（冠心病患者预防再发心血管不良事件）。主要预防措施为针对心血管危险因素的防控，常见的危险因素包括高血压、高脂血症、糖尿病、吸烟、超重与肥胖、缺乏身体活动等，详见本指南"危险因素干预"相关部分。

（李静　司瑾）

参考文献

扫码查看参考文献

第二节　脑卒中

4.2.1　概述

脑卒中是由于脑的供血动脉突然堵塞或破裂所导致的急性脑部疾病，具有高发病率、高死亡率和高致残率的特征。脑卒中近年已上升为我国居民第一位死因[1,2]，为社会、家庭和患者带来沉重的负担。针对危险因素进行控制，可预防约 90% 的脑卒中[3]。脑卒中急性期若能得到及时、合理的治疗，也可大大降低病死率和致残率。

4.2.2　诊断与分类

4.2.2.1　脑卒中的院前早期识别

脑卒中症状的早期快速识别是促使卒中患者到医院及时就诊的重要前

提。脑卒中的症状复杂多样。当患者出现以下症状时应考虑有发生脑卒中的可能：①一侧肢体（伴或不伴面部）无力或麻木；②一侧面部麻木或口角歪斜；③说话不清或理解语言困难；④双眼向一侧凝视；⑤突发的单眼或双眼视力模糊或失明；⑥突发性眩晕伴恶心、呕吐；⑦既往少见的剧烈头痛、呕吐；⑧意识障碍和（或）抽搐。

4.2.2.2 诊断

（1）急诊医师需对患者询问病史，核实发病时间，进行体格检查和症状评分，并及时送往影像科进行检查。

（2）对疑似脑卒中的患者应尽快进行 CT 或 MRI 检查以明确诊断。确诊为缺血性卒中的患者应尽早收入卒中单元接受治疗。

（3）突发剧烈头痛伴有脑膜刺激征阳性（颈项强直、抬腿试验、布鲁津斯基征）者，提示有蛛网膜下腔出血的可能，应尽快分诊至神经外科或请求神经介入科会诊，以排除颅内动脉瘤或血管破裂出血。

（4）患者一旦确诊为脑出血，应立即分诊至卒中单元或神经重症监护病房，必要时可考虑行微创穿刺引流或开颅手术清除血肿。

4.2.2.3 分类

脑卒中主要分为缺血性卒中和出血性卒中两大类。缺血性卒中包括脑梗死、腔隙性脑梗死；出血性卒中包括脑出血和蛛网膜下腔出血。按照解剖学部位脑梗死又可分为前循环梗死和后循环梗死。脑出血常见的类型可分为高血压性脑出血和淀粉样脑血管病性出血。蛛网膜下腔出血多为颅内动脉瘤或血管畸形破裂引起。

4.2.3 脑卒中的转诊与治疗原则

4.2.3.1 脑卒中的转诊指征和转诊前处理

在基层医疗卫生机构，建议将脑卒中急性期的患者转诊到上级医疗机构诊治。

（1）转诊指征：①疑似诊断脑卒中患者。②TIA 且脑卒中风险较高（即 ABCD^2 评分为 4 分或以上，见附录 10）的患者应接受神经影像学检查，并在症状出现 24 h 内由神经科专科医师进行评估，而脑卒中风险较低的患者也应在1周内进行专科评估。③颅内动脉狭窄（≥70%）和有症状的颈动脉狭窄（≥50%）需要进一步进行专科评估，决定是否需要手术或介入治疗[4]。

（2）转诊前处理：①优先利用急诊医疗服务转运（呼叫120）（Ⅰ，B)[2,4]。②脑卒中患者需要立即转诊至有溶栓（或取栓）资质的医院[2,4]。③尽可能保持患者生命体征平稳。

4.2.3.2　脑卒中治疗原则

转诊至有卒中单元或有溶栓（或取栓）资质医院的脑卒中急性期患者，会进入快速绿色通道得到评估、分诊和救治[5]。

经过专业评估后，根据患者不同的病因、发病机制、临床类型、发病时间等来确定治疗方案，实施以分型、分期为核心的个体化治疗。

在一般内科支持治疗（血压、血糖、体温、心律和呼吸管理）的基础上，可酌情选择改善脑循环、脑保护、抗水肿、降颅压等措施。

在发病4.5 h的时间窗内，有适应证的缺血性卒中患者可行静脉溶栓治疗；在发病6 h之内患者，可行桥接/血管内取栓治疗；发病6～24 h内的患者，可考虑血管内取栓治疗[4]。

有适应证的出血性卒中患者，可行微创或开颅清除血肿的外科治疗[4]。证据显示，收入卒中单元救治的卒中患者其病死率大大降低。

4.2.4　脑卒中后的抗栓治疗与康复

4.2.4.1　抗血小板治疗

①阿司匹林（100 mg/d）或氯吡格雷（75 mg/d）单药治疗均可作为缺血性脑卒中首选抗血小板药物治疗（Ⅰ，A）。西洛他唑（Ⅱb，B）或吲哚布芬（Ⅱb，B），100 mg，2次/d，可替代阿司匹林或氯吡格雷，用于出血风险较高的急性缺血性卒中患者[4,6,7]。②未接受静脉溶栓治疗的轻型缺血性卒中［美国国立卫生研究院卒中量表（National Institute of Health stroke scale，NIHSS）评分≤3分，见附录11］及高危TIA（ABCD^{2}评分≥4分）患者，在发病24 h内启动阿司匹林100 mg/d联合氯吡格雷75 mg/d双抗（DAPT），并持续21 d，后可改为氯吡格雷75 mg/d单抗治疗，能显著降低90 d脑卒中复发率（Ⅰ，A）；约60%的亚洲人群携带*CYP2C19LoF*

等位基因，有检查条件的医院可根据是否携带有 *CYP2C19LoF* 等位基因来决定 P2Y$_{12}$ 受体拮抗剂药物的选择：若为 *CYP2C19LoF* 等位基因携带者，则给予替格瑞洛联合阿司匹林治疗 21 d，此后可改为替格瑞洛（90 mg，2 次/d 为）单药治疗；若为非 *CYP2C19LoF* 等位基因携带者，双联抗血小板治疗方案氯吡格雷联合阿司匹林或替格瑞洛联合阿司匹林可以任选一种，此后可改为阿司匹林单抗治疗（Ⅰ，A）[4,6,8,9]。③发病 30 d 内伴有症状性颅内动脉严重狭窄（狭窄 70%～99%）的缺血性卒中或 TIA 患者，应尽早给予阿司匹林联合氯吡格雷治疗 90 d，再改为单抗治疗（Ⅱa，B）[4]。④对于中、高危复发脑卒中（ESSEN 卒中风险评分量表评分 >3 分，见附录 12）患者，在发病 24 h 内启动阿司匹林 100 mg/d 联合氯吡格雷 75 mg/d 双抗，并持续 21 d，后可改为单药氯吡格雷 75 mg/d，总疗程 90 d；然后阿司匹林（100 mg/d）或氯吡格雷（75 mg/d）单抗长期用药[4]。

4.2.4.2 心源性脑卒中或 TIA 患者的抗栓治疗推荐

①对伴有房颤（包括阵发性）的缺血性卒中或 TIA 患者，推荐使用适当剂量的华法林口服抗凝治疗，预防血栓栓塞再发。华法林的目标剂量是维持 INR 在 2.0～3.0（Ⅰ，A）[4]。②新型口服抗凝药物可作为华法林的替代药物，包括达比加群酯、利伐沙班、阿哌沙班和艾多沙班（Ⅰ，A），选择何种药物应考虑个体化因素[4,10-14]。③无法接受抗凝治疗的心源性脑卒中或 TIA 患者可选择阿司匹林（100 mg/d）或氯吡格雷（75 mg/d）单抗治疗[4]。

4.2.4.3 康复治疗

对脑卒中患者强调早期、正规、系统的康复治疗，包括早期康复、恢复期康复和慢性期康复，是我国现阶段适合推广的脑卒中康复体系，可以使患者获得更好的运动能力、日常生活活动能力、生活质量，减少并发症。

早期和恢复期康复主要是在康复医院或有康复科的二、三级以上医院进行。

脑卒中发病 6 个月后，一般在社区或家庭中进行三级康复，由社区或家庭医师和治疗师给予指导并帮助患者进行必要的功能训练，同时加强护理，预防并发症的发生。

由于处于慢性期或后遗症期的患者已经回归家庭或社会，故该时期应重点针对患者的日常生活活动能力和职业能力进行康复训练，并通过康复护理预防并发症的发生。

4.2.5 脑卒中后稳定期合并其他疾病的处理

4.2.5.1 高血压 高血压是脑卒中最重要的危险因素

一旦脑卒中患者住院期间神经功能稳定，血压 > 140/90 mmHg，应启动或重新启动药物降压治疗[4,15]。

如无禁忌，应长期控制血压，将目标血压控制在 140/90 mmHg 以下（Ⅱa，B）；如能耐受，可降至 < 130/80 mmHg[4]。

对于由颅内大动脉狭窄（70%～99%）导致的缺血性卒中或 TIA 患者，如患者能耐受，推荐将目标血压控制在 140/90 mmHg 以下（I，B）[4]。

65 岁以上的老年患者，目标血压应首先控制在 150/90 mmHg 以下，如能耐受可进一步将目标血压控制在 140/90 mmHg 以下（Ⅰ，A）[4]。

对于存在严重认知功能减退甚至痴呆患者，可将 < 150/90 mmHg 作为血压初步控制目标[4]。

脑出血患者长期血压控制目标值为低于 130/80 mmHg（Ⅱa，B）[4,15]。

生活方式干预仍是一切降压治疗的基础，血压监测应至少 1 次/月。在监测血压的同时，应同时监测评估其他危险因素。如果血压 > 160/100 mmHg 或控制不佳，以及出现脑卒中复发症状或急性冠脉综合征，应立即转诊至上级医院心、脑血管专科治疗。

脑卒中后稳定期降压治疗的原则与一级预防没有明显差别，降压药物的选择应遵循个体化原则，根据患者的具体情况（疗效、耐受性、个体承受能力）而定。CCB、ACEI、ARB、利尿剂、β 受体阻滞剂等降压药物均可选用。基本原则是从较小有效治疗剂量开始，优先使用长效降压药物，必要时可联合用药。

4.2.5.2 糖尿病

糖尿病是脑卒中的独立危险因素，可使缺血性卒中的发生风险增加 2～4 倍。对伴有糖尿病的脑卒中患者，可通过定期检测空腹血糖、糖化血红蛋白，必要时行口服葡萄糖耐量试验，进行糖尿病评估和血糖管理[4,16]。

对糖尿病或糖尿病前期患者进行生活方式和（或）药物干预能减少缺

血性卒中或 TIA，HbA1C 控制目标值应≤7%（Ⅰ，B）[4,16]。

降糖方案应充分考虑患者的临床特点和药物的安全性，制订个体化的血糖控制目标，应警惕低血糖事件带来的危害（Ⅱa，B）[4,16]。

生活方式干预是糖尿病患者的基础治疗措施，应至少每 3 个月监测 1 次血糖[1,15]。

2 型糖尿病药物治疗的首选是二甲双胍或已被证实对降低心脑血管事件（包括卒中、心肌梗死、血管性死亡）风险有益的 GLP-1 受体激动剂（杜拉鲁肽、利拉鲁肽）、SGLT-2 抑制剂（恩格列净、卡格列净）等新型降糖药物（Ⅱa，B）。不适合二甲双胍治疗者可选择 α-葡萄糖苷酶抑制剂或胰岛素促泌剂等其他降糖药物。如单独使用二甲双胍治疗而血糖仍未达标，则可进行二联治疗，加用胰岛素促泌剂、α-葡萄糖苷酶抑制剂、DPP-4 抑制剂、SGLT-2 抑制剂、GLP-1 受体激动剂、噻唑烷二酮类（吡格列酮）或胰岛素。三联治疗：上述不同机制的降糖药物可以三种药物联合使用。如三联治疗控制血糖仍不达标，则应将治疗方案调整为多次胰岛素治疗（基础胰岛素加餐时胰岛素或每日多次预混胰岛素）。采用多次胰岛素治疗时应停用胰岛素促泌剂。

如果血糖控制不佳以及出现脑卒中复发症状或 ACS，应立即转诊至上级医院心、脑血管专科治疗。

4.2.5.3　血脂异常

缺血性卒中首选他汀类药物治疗血脂异常（Ⅰ，A）；LDL-C 为首要干预靶点（Ⅰ，A）；对于他汀不耐受或他汀治疗禁忌证的患者，根据 LDL-C 水平目标值，可考虑使用 PCSK9 抑制剂或依折麦布（Ⅱb，B）[4,17-20]。

对于非心源性缺血性卒中或 TIA 患者，LDL-C 水平≥2.6 mmol/L（100 mg/dL），推荐给予高强度他汀治疗，以降低卒中复发风险（Ⅰ，A）[11]。为避免高强度他汀治疗引发的出血风险增加，国人长期服用可考虑中等剂量的他汀治疗。

对于合并颅内外大动脉粥样硬化证据的非心源性缺血性卒中或 TIA 患者，若给予最大耐受剂量他汀治疗后，LDL-C 仍高于 1.8 mmol/L，可与其他调脂药物如依折麦布（Ⅰ，B）联合使用；对于极高危缺血性卒中患者（卒中加上另一个主要 ASCVD 或卒中加上多个高危因素），若最大耐受剂量他汀与依折麦布联合治疗，LDL-C 仍高于 1.8 mmol/L，推荐联合使用

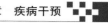

PCSK9 抑制剂治疗以预防 ASCVD 事件发生（Ⅱa，B）[4,17,18]。

对于单纯动脉粥样硬化性缺血性卒中或 TIA 患者，建议 LDL-C < 1.8 mmol/L（70 mg/dL）；非 HDL-C < 2.6 mmol/L（100 mg/dL）或将基线 LDL-C 水平降低 50% 及以上（Ⅰ，A）。对缺血性脑卒中合并其他 ASCVD 患者，应在生活方式干预的基础上通过药物治疗，将 LDL-C < 1.4 mmol/L（55 mg/dL）；非 HDL-C < 2.2 mmol/L（88 mg/dL）（Ⅰ，A）[4,17,19]。

在他汀类药物治疗期间应每 3~6 个月监测 1 次血脂和肝功能。根据监测结果考虑是否调整药物剂量或更换药物。如果血脂控制不佳，以及出现脑卒中复发症状或其他急性 ASCVD，可考虑立即转诊至心、脑血管专科治疗。

4.2.5.4 房颤

房颤的重要并发症是心源性脑栓塞。在我国，脑卒中患者房颤诊断普遍不足[9-11]。

在基层仍有必要通过长时程心电监测识别脑卒中患者是否合并房颤（Ⅱa，B），并进行规范抗凝治疗[4]。

伴有房颤的缺血性脑卒中或 TIA 患者，首选华法林抗凝治疗，但应注意监测 INR（目标值控制在 2.0~3.0）（Ⅰ，A），若 INR < 2.0 或 INR > 3.0，可考虑调整华法林的剂量或转诊至上级医院治疗[4]。

房颤管理过程中，可借助 CHA_2DS_2-VASc 量表（附录 13）评估脑卒中风险和 HAS-BLED 评估工具（附录 14）评估出血风险，指导房颤抗栓用药[4]。

有条件者也可选择达比加群酯、利伐沙班等新型口服抗凝药物。不能接受口服抗凝药物治疗的患者，可考虑应用阿司匹林或氯吡格雷单药治疗（Ⅱa，B）。若房颤合并卒中或 TIA 的患者正在进行透析或者为肾衰竭，使用阿哌沙班和华法林（Ⅱb，C）[4]。谨慎选择阿司匹林联合氯吡格雷进行 DAPT，避免 DAPT 治疗带来的出血风险。合并非瓣膜性心房颤动的缺血性卒中或 TIA 患者，如果存在终身抗凝治疗禁忌证，但能耐受抗凝 45 天，可以考虑通过左心耳封堵术，减少卒中复发和出血的风险（Ⅱb，B）。有症状的房颤患者，可转至专科医师进行节律控制和心室率控制治疗[20]。

4.2.5.5 颅内、外大动脉粥样硬化

颅内大动脉粥样硬化型的卒中复发率比较高，狭窄程度 ≥70% 的患者

其 1 年的卒中复发率高达 18%。对于大多数颅内动脉粥样硬化性（intracranial atherosclerosis，ICAS）狭窄患者，抗血小板治疗和控制血管危险因素是预防卒中的有效方法。即使患者在卒中或 TIA 发作时已服用抗血小板药物，症状性颅内动脉粥样硬化性重度狭窄（70%～99%）患者，不推荐对该类患者球囊成形术或支架置入术（Ⅲ，A）[4,6]。

而颅外颈动脉硬化型卒中占所有缺血性卒中的 10%～15%，颅外颈动脉硬化常引起脑卒中、TIA、黑蒙反复发作。除积极抗血小板治疗和危险因素控制外，临床上常行颈动脉内膜剥脱术（carotid endarterectomy，CEA）和颈动脉支架置入术（carotid artery stenting，CAS）治疗来预防复发。对于合并同侧颈动脉颅外段严重狭窄（70%～99%；Ⅰ，A）、中度狭窄（50%～69%；Ⅰ，B）近期发生 TIA 或 6 个月内发生缺血性卒中的患者，可依据患者个体化情况，在预期围手术期死亡和卒中复发风险＜6% 的医院，行 CEA 或 CAS 治疗[4,6]。

合并症状性颅外椎动脉、颈总动脉、头臂干、主动脉弓等部位的大动脉粥样硬化卒中或 TIA，原则性首先进行抗血小板、降压和强化他汀类药物治疗；内科治疗无效时，在完成动脉超声、CTA 或 MRA 等影像学评估的基础上，如无禁忌证可考虑在有条件的医院选择支架或外科手术治疗。近年来临床上合并心病的脑卒中患者越来越多见，脑心同治正成为专业共识，对其治疗仍以内科治疗优先、按轻重缓急选择性实施介入或外科治疗为原则[4,6]。

4.2.5.6　心脏疾病

AMI 后发生缺血性脑卒中为心肌梗死的心脏外并发症之一。附壁血栓一旦诊断，需应用维生素 K 拮抗剂（华法林）口服抗凝治疗。

瓣膜性心脏病（二尖瓣狭窄、二尖瓣环钙化、二尖瓣反流、二尖瓣脱垂、主动脉瓣病变、人工心脏瓣膜、生物瓣膜）也能增加心源性脑栓塞导致的脑血管病事件，往往需要长期应用华法林抗凝治疗。

正在接受抗凝治疗的瓣膜性心脏病患者，在发生缺血性脑卒中或 TIA 后，一般不常规联合抗血小板治疗；但在足量的华法林治疗过程中，仍出现缺血性脑卒中或 TIA 时，且出血风险低，可加用阿司匹林抗血小板治疗（Ⅱa，B）[4]。

伴瓣膜性心脏病的缺血性脑卒中或 TIA 患者，在无房颤的情况下也可考虑抗血小板治疗（Ⅱa，B）[4]。

原因不明的栓塞性卒中（embolic strokes of undetermined source，ESUS），临床上多无主要心源性脑栓塞危险源，未见供应缺血区域的颅内、外动脉≥50%管腔狭窄，也没有其他导致脑卒中的动脉炎、夹层、偏头痛、血管痉挛、药物滥用等原因[21]。ESUS通常栓子来源不清楚，但多源于卵圆孔未闭、房颤、瓣膜和动脉相对较小的栓子。据估计，ESUS约占缺血性脑卒中的17%，且其有较高的复发风险[21]。对ESUS患者的抗凝与抗血小板治疗效果的比较，现有证据支持阿司匹林用于ESUS患者的二级预防，而不推荐新型口服抗凝药或替格瑞洛抗栓治疗（Ⅲ，B）[22,23]。但在降低左室功能障碍ESUS患者的复发性卒中或全身性栓塞风险方面，利伐沙班优于阿司匹林[24]。

瓣膜性心脏病或ESUS的抗栓治疗对减少血栓形成具有重要意义，但同时必须考虑到其可能会增加出血风险，因此抗栓治疗需要在血栓形成和出血风险之间寻找最佳平衡点。

总之，心脏疾病导致的心源性脑栓塞患者应尽早于心、脑血管病专科就诊。

4.2.6　预防

脑卒中一旦发生，多数患者不能完全治愈，约3/4留有不同程度的后遗症。因此，最佳策略是应高度重视发病前的一级预防。积极防控高血压、糖尿病、高脂血症、房颤；改变不良生活习惯，采用健康生活方式，包括戒烟限酒、少吃盐、增加运动、饮食多样化、多吃蔬菜水果、保持心理平衡等[2,4,25]。

进入中、老年的个体，要定期进行体格检查，除血压、血糖、血脂等指标外，应注意进行心电图检查，及时发现房颤；此外，还应经常复查颈动脉超声，观察有无颈动脉或椎基底动脉狭窄。发现上述危险因素后应积极进行主动干预[2,4,25]。

首次发病前进行风险评估是近年脑卒中一级预防的重要内容和手段[2,4,25]。通过综合评估有助于识别脑卒中高危人群，建立基于脑卒中发病风险的个体化脑卒中预防措施，提高被评估者和医师的脑卒中风险意识，自觉采取预防措施。国内外已建立了一些脑卒中发病风险的评估工具，包括脑血管功能积分[25]、China-PAR风险预测模型[25]、国人卒中终身风险评估量表[25]等工具均可用于首次脑卒中发病风险的评估。

（江滨）

参考文献

扫码查看参考文献

附录10　ABCD² 评分表

危险因素	得分
年龄（A）：≥60 岁	1
血压（B）：收缩压≥140 mmHg 或舒张压≥90 mmHg	1
临床特征（C）	
偏瘫	2
没有偏瘫的语言障碍	1
症状持续时间（D）	
≥60 分钟	2
10～59 分钟	1
糖尿病（D）	1

注：ABCD² 评分能确定短暂性脑缺血发作（TIA）患者是否为卒中的高危人群；通常存在单肢无力或言语障碍，尤其是症状持续 1 小时以上者；所有怀疑为 TIA 的患者均应进行包括明确卒中风险在内的全面评估；应在治疗初始阶段就使用 ABCD² 评分工具进行卒中风险系数评估；ABCD² 评分 0～3 分判定为低危人群，4～5 分为中危人群，6～7 分为高危人群。

附录11　美国国立卫生研究院卒中量表（NIHSS）

检查项目	评分	得分
1a　意识水平 即使不能全面评价（如气管插管、语言障碍、气管创伤、绷带包扎等），检查者也必须选择1个反应。只在患者对有害刺激无反应时（不是反射），方记录3分	0=清醒，反应敏锐 1=嗜睡，最小刺激能唤醒患者完成指令、回答问题或有反应 2=昏睡或反应迟钝，需要强烈反复刺激或疼痛刺激才能有非固定模式的反应 3=仅有反射活动或自发反应，或完全没有反应、软瘫、无反应	
1b　意识水平提问 （仅对最初回答评分，检查者不要提示） 询问月份、年龄。回答必须正确，不能大致正常。失语和昏迷者不能理解问题记2分，患者因气管插管、气管创伤、严重构音障碍、语言障碍或其他任何原因不能说话者（非失语所致）记1分	0=都正确 1=正确回答一个 2=两个都不正确或不能说	
1c　意识水平指令 要求睁眼、闭眼，非瘫痪手握拳、张手。若双手不能检查，用另一个指令（伸舌）。仅对最初的反应评分，有明确努力但未完成也给评分。若对指令无反应，用动作示意，然后记录评分。对创伤、截肢或其他生理缺陷者，应给予一个适宜的指令	0=都正确 1=正确完成一个 2=都不正确	
2　凝视 只测试水平眼球运动。对自主或反射性（眼头）眼球运动记分。若眼球侧视能被自主或反射性活动纠正，记录1分。若为孤立性外周神经麻痹（Ⅲ、Ⅳ、Ⅴ），记1分。在失语患者中，凝视是可测试的。对眼球创伤、绷带包扎、盲人或有视觉或视野疾病的患者，由检查者选择一种反射性运动来测试。建立与眼球的联系，然后从一侧向另一侧运动，偶尔能发现凝视麻痹	0=正常 1=部分凝视麻痹（单眼或双眼凝视异常，但无被动凝视或完全凝视麻痹） 2=被动凝视或完全凝视麻痹（不能被眼头运动克服）	

（续表）

	检查项目	评分	得分
3	视野 用手指数或视威胁方法检查上、下象限视野。如果患者能看到侧面的手指，记录正常。如果单眼盲或眼球摘除，检查另一只眼。明确的非对称盲（包括象限盲），记1分。患者全盲（任何原因）记3分，同时刺激双眼。若濒临死亡记1分，结果用于回答问题11分	0＝无视野缺失 1＝部分偏盲 2＝完全偏盲 3＝双侧偏盲（全盲，包括皮质盲）	
4	面瘫 言语指令或动作示意，要求患者示齿、扬眉和闭眼。对反应差或不能理解的患者，根据有害刺激时表情的对称情况评分。有面部创伤/绷带、经口、气管插管、胶布或其他物理障碍影响面部检查时，应尽可能转移至可评估的状态	0＝正常 1＝最小（鼻唇沟变平、微笑时不对称） 2＝部分（下面部完全或几乎完全瘫痪，中枢性瘫） 3＝完全（单或双侧瘫痪，下面部缺乏运动，周围性瘫）	
5	上肢运动 上肢伸展：坐位90°，卧位45°。要求坚持10秒；对失语患者用语言或动作鼓励，不用有害刺激。评定者可以抬起患者的上肢到要求的位置，鼓励患者坚持。仅评定患侧	0＝上肢于要求的位置坚持10秒，无下落 1＝上肢能抬起，但不能维持10秒，下落时不撞击床或其他支持物 2＝能对抗一些重力，但上肢不能达到或维持坐位90°，卧位45°，较快下落到床上 3＝不能抗重力，上肢快速下落 4＝无运动 9＝截肢或关节融合， 解释：5a左上肢，5b右上肢	
6	下肢运动 下肢卧位抬高30°，坚持5秒；对失语患者用语言或动作鼓励，不用有害刺激。评定者可以抬起患者的下肢到要求的位置，鼓励患者坚持。仅评定患侧	0＝要求的位置坚持5秒，无下落 1＝在5秒内落，不撞击床 2＝5秒内较快下落到床上，但可抗重力 3＝快速下落，不能抗重力 4＝无运动 9＝截肢或关节融合， 解释：6a左下肢，6b右下肢	

（续表）

检查项目	评分	得分
7 共济失调 目的是发现双侧小脑病变的迹象。实验时双眼睁开，若有视觉缺损，应确保实验在无缺损视野内进行。双侧指鼻、跟膝胫试验，共济失调与无力明显不呈比例时记分。如患者不能理解或肢体瘫痪不记分。盲人用伸展的上肢摸鼻。若为截肢或关节融合，记录9分，并解释清楚	0 = 没有共济失调 1 = 一侧肢体有 2 = 两侧肢体有 如有共济失调： 左上肢　1 = 是　2 = 否　9 = 截肢或关节融合 解释： 右上肢　1 = 是　2 = 否　9 = 截肢或关节融合 解释： 左下肢　1 = 是　2 = 否　9 = 截肢或关节融合 解释： 右下肢　1 = 是　2 = 否　9 = 截肢或关节融合 解释：	
8 感觉 用针检查。测试时，用针尖刺激和撤除刺激观察昏迷或失语患者的感觉和表情。只对与卒中有关的感觉缺失评分。偏身感觉丧失者需要精确检查，应测试身体多处部位；上肢（不包括手）、下肢、躯干、面部。严重或完全的感觉缺失，记2分。昏迷或失语者可记1分或0分。脑干卒中双侧感觉缺失记2分。无反应及四肢瘫痪者记2分。昏迷患者（1a＝3）记2分	0 = 正常，没有感觉缺失 1 = 轻到中度，患侧针刺感不明显或为迟钝或仅有触觉 2 = 严重到完全感觉缺失，面、上肢、下肢无触觉	
9 语言 命名、阅读测试。要求患者叫出物品名称、读所列的句子。从患者的反应以及一般神经系统检查中对指令的反应判断理解能力。若视觉缺损干扰测试，可让患者识别放在手中的物品，重复和发音。气管插管者手写回答。昏迷患者（1a＝3），3分，给恍惚或不合作者选择一个记分，但3分仅给哑人或一点都不执行指令的人	0 = 正常，无失语 1 = 轻到中度：流利程度和理解能力有一些缺损，但表达无明显受限。 2 = 严重失语，交流是通过患者破碎的语言表达，听者需推理、询问、猜测，能交换的信息范围有限，检查者感交流困难。 3 = 哑或完全失语，不能讲或不能理解	

（续表）

检查项目	评分	得分
10　构音障碍 不要告诉患者为什么要测试。读或重复附表上的单词。若患者有严重的失语，评估自发语言时发音的清晰度。若患者插管或其他物理障碍不能讲话，记9分。同时注明原因	0＝正常 1＝轻到中度，至少有一些发音不清，虽然困难，但能被理解 2＝言语不清，不能被理解 9＝气管插管或其他物理障碍，解释：	
11　忽视症 若患者严重视觉缺失影响双侧视觉的同时检查，皮肤刺激正常，则记分为正常。若患者失语，但确实表现为关注双侧，记分正常。通过检查患者对左右侧同时发生的皮肤感觉和视觉刺激的识别能力来判断患者是否有忽视。把标准图显示给患者，要求他来描述。医师鼓励患者仔细看图，识别图中左右侧的特征。如果患者不能识别一侧图的部分内容，则定为异常。然后，医师请患者闭眼，分别测上或下肢针刺觉来检查双侧皮肤感觉。若患者有一侧感觉忽略则为异常	0＝没有忽视症 1＝视、触、听、空间觉或个人的忽视；或对任何一种感觉的双侧同时刺激消失 2＝严重的偏身忽视：超过一种形式的偏身忽视；不认识自己的手，只对一侧空间定位	

注：1. 按表评分，记录结果。不要更改记分，记分所反映的是患者的实际情况，而不是医师认为患者应该是什么情况。快速检查同时记录结果。除非必要的指点，不要训练患者（如反复要求患者做某种努力）。

2. 如部分项目未评定，应在表格中详细说明。未评定的项目应通过监测录像回顾研究，并与检查者共同探讨。

3. 第五及第六项检查须分开左侧及右侧评分，填写总分时把 5a 及 5b、6a 及 6b 计算在内。

附录 12　ESSEN 卒中风险评分量表

危险因素	分值
＜65 岁	0
65～75 岁	1
＞75 岁	2
高血压	1
糖尿病	1
既往心肌梗死	1
其他心血管病（除外心房颤动和心肌梗死）	1
外周动脉疾病	1
吸烟	1
既往缺血性卒中/短暂性脑缺血发作（TIA）史	1

注：最高分值为 9 分；0～2 分为低危，3～6 分为中危，7～9 分为高危。

附录 13　CHA_2DS_2-VASc 评分方法

危险因素	分值
慢性心力衰竭/左心功能不全（C）	1
高血压（H）	1
年龄≥75 岁（A）	2
糖尿病（D）	1
卒中/短暂性脑缺血发作（TIA）/血栓史（S）	2
血管病变（V）	1
年龄 65～74 岁（A）	1
女性（S）	1
总分值	9

附录 14　HAS-BLED 评分

危险因素	分值
高血压（H）	1
肾功能异常（A）	1
肝功能异常（A）	1
卒中病史（S）	1
大出血病史或出血性倾向（B）	1
INR 在治疗范围内的时间 <60%（L）	1
老年 >65 岁（E）	1
抗血小板药物或非类固醇类药物应用（D）	1
过度饮酒（D）	1
总分值	9

注：高血压指收缩压 >140 mmHg；肝功能异常指慢性肝病（如肝硬化）或显著的生化指标紊乱（如胆红素 > 正常值上限的 2 倍，并且谷丙转氨酸酶/碱性磷酸酶 > 正常值上限的 3 倍等）；肾功能异常定义为慢性透析或肾移植或血清肌酐 ≥200 μmol/L；出血指既往有出血病史和（或）出血的诱因如出血体质、贫血等；INR 不稳定指 INR 值易变/偏高或达不到治疗范围（如 <60%）；药物/饮酒指合并用药，如抗血小板药、非甾体抗炎药、嗜酒等。

非瓣膜病房颤患者开始抗凝治疗之前应进行出血风险评估。国内外指南等均推荐应用 HAS-BLED 评分，≥3 分的视为高危患者，应规律复诊，严密观察以防止出血事件（Ⅱa）。但是应用该评分的目的并不是要让出血高危的患者不接受抗凝治疗，而是使临床医师有客观的工具评估 AF 患者的出血风险，及时纠正未被控制出血危险因素（Ⅱa）。

第三节　慢性心衰

4.3.1　概述

心力衰竭（以下称心衰）是多种原因导致心脏结构和（或）功能的异常改变，使心室收缩和（或）舒张功能发生障碍，从而引起的一组复杂临床综合征，主要表现为呼吸困难、疲乏和液体潴留（肺淤血及外周水肿）等。

根据左心室射血分数，分为射血分数降低（≤40%）的心衰、射血分数轻度减低（41%~49%）的心衰、射血分数保留（≥50%）的心衰和射血分数改善（先前 EF≤40%，随访时 LVEF＞40%）的心衰。根据心衰发生的时间、速度，分为慢性心衰和急性心衰。

2015 年我国 35 岁以上人群，加权后心衰患病率为 1.3%，较 15 年前增44%[1]。

4.3.2　筛查、识别、诊断

4.3.2.1　筛查与识别

基层识别新发心衰具有挑战性[2]。可根据以下思路筛查、识别心衰：

1. 基础疾病病史：高血压、糖尿病、肥胖、冠状动脉疾病（尤其是心肌梗死）、外周动脉疾病或脑血管疾病、心脏瓣膜病、心肌病病史、接触心脏毒性物质、睡眠呼吸暂停等。具有以上心衰高危因素的患者应作为重点人群筛查。

2. 主要症状：呼吸困难、运动耐量下降伴或不伴肺循环或体循环淤血。

3. 主要阳性体征：除基础心脏病的体征外，可有近期体重增加、颈静脉充盈、外周水肿、端坐呼吸等。颈静脉压升高和心尖冲动位置改变对诊断心衰更为特异。

4. 基本初步检查：如心电图、X 线胸片、循环利钠肽水平、超声心动图等有提示心衰的异常指标。

心电图（I，B）：明确心律、心率、QRS 形态、QRS 宽度等。心衰患者一般有心电图异常，心电图完全正常的可能性极低。

X 线胸片（I，C）：识别/排除肺部疾病或其他引起呼吸困难的疾病，提供肺淤血/水肿和心脏增大的信息，但 X 线胸片正常并不能除外心衰。

利钠肽（I，A）：BNP＜100 ng/L、NT-proBNP＜300 ng/L 时通常可排除急性心衰。BNP＜35 ng/L、NT-proBNP＜125 ng/L 时通常可排除慢性心衰。

经胸超声心动图（I，A）：评估疑似心衰患者心脏结构和功能的首选方法，可提供房室容量、左右心室收缩和舒张功能、室壁厚度、瓣膜功能和肺动脉高压的信息以明确 HFrEF、HFmrEF 或 HFpEF 的诊断。

4.3.2.2 诊断

新发心衰的确诊应在三级医院完成。诊断流程如[3]图 4 - 3 - 1。

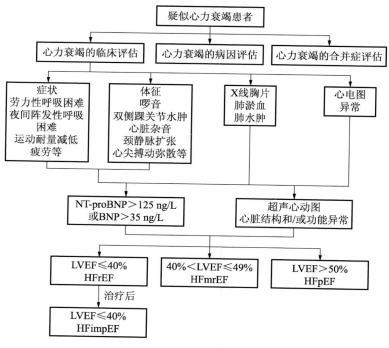

图 4 - 3 - 1 慢性心力衰竭诊断流程

注：NT-proBNP N 末端 B 型利钠肽；BNP B 型利钠肽；LVEF 左心室射血分数；HFrEF 射血分数降低的心力衰竭；HFmrEF 射血分数中间值的心力衰竭；HFpEF 射血分数保留的心力衰竭；HFimpEF 射血分数改善的心力衰竭。

4.3.3　治疗

4.3.3.1　慢性 HFrEF 的治疗

1. 一般治疗

（1）去除诱发因素：感染、心律失常、缺血、电解质紊乱和酸碱失衡、贫血、肾功能损害、过量摄盐、过度静脉补液以及应用损害心肌或心功能的药物等。

（2）调整生活方式。

2. 药物治疗

（1）利尿剂

有液体潴留证据的心衰患者均应使用利尿剂（Ⅰ，B）。对于伴有充血症状者，对中剂量或高剂量利尿剂无反应的患者在袢利尿剂治疗的基础上加用噻嗪类药物（如美托拉宗），以尽量减少电解质异常（Ⅰ，B）。托伐普坦推荐用于常规利尿剂治疗效果不佳、有低钠血症或有肾功能损害倾向患者（Ⅱa，B）。

（2）肾素 – 血管紧张素系统抑制剂

ARNI 作为 RASI 治疗 HFrEF 的首选基础药物（Ⅰ，A），且对于可耐受 ACEI/ARB 的纽约心脏协会心功能 Ⅱ/Ⅲ 级的 HFrEF 患者推荐以 ARNI 替代，以进一步降低心衰的致残率和死亡率（Ⅰ，B）。当使用 ARNI 不可行时，使用 ACEI 有利于降低发病率和死亡率（Ⅰ，A）。因咳嗽或血管性水肿而对 ACEI 不耐受的患者，当使用 ARNI 不可行时，建议使用 ARB 以降低发病率和死亡率（Ⅰ，A）[4-7]。

（3）β受体阻滞剂

对于有当前或既往症状的 HFrEF 患者，建议使用经证实可降低死亡率的 3 种 β受体阻滞剂中的一种（如比索洛尔、卡维地洛、琥珀酸美托洛尔缓释片），以降低死亡率和住院率（Ⅰ，A）。有症状或曾经有症状的 NYHA Ⅱ～Ⅲ级、LVEF 下降、病情稳定的慢性心衰患者必须终生应用，除非有禁忌证或不能耐受（Ⅰ，A）。

（4）醛固酮受体拮抗剂

NYHA Ⅱ～Ⅳ级 HFrEF 的患者，如果 eGFR > 30 mL/（min·1.73 m^2），

且血清钾 <5.0 mEq/L，建议使用 MRA（螺内酯或依普利酮）以降低发病率和死亡率。开始时应仔细监测钾、肾功能和利尿剂剂量，此后应密切监测，以尽量减少高钾血症和肾功能不全的风险（Ⅰ，A）。

（5）SGLT-2 抑制剂

对于有症状的慢性 HFrEF 患者，无论是否存在 2 型糖尿病，推荐使用 SGLT-2 抑制剂来减少 HF 住院和心血管死亡率（Ⅰ，A）[8-10]。

（6）伊伐布雷定

NYHA 心功能 Ⅱ～Ⅳ 级、LVEF≤35% 的窦性心律患者，合并以下情况之一可加用伊伐布雷定：①已使用 ACEI/ARB/ARNI、β 受体阻滞剂、醛固酮受体拮抗剂，β 受体阻滞剂已达到目标剂量或最大耐受剂量，心率仍≥70 次/min（Ⅱa，B）；②心率≥70 次/min，对 β 受体阻滞剂禁忌或不能耐受者（Ⅱa，C）。

（7）洋地黄类药物

应用利尿剂、ACEI/ARB/ARNI、β 受体阻滞剂和醛固酮受体拮抗剂，仍持续有症状的 HFrEF 患者（Ⅱa，B）。

（8）其他药物

在已接受 GDMT 治疗的 HFrEF 和近期 HF 恶化的高危患者中，可考虑口服可溶性鸟苷酸环化酶刺激剂（vericiguat）来减少 HF 住院和心血管死亡（Ⅱb，B）[11]。辅酶Ⅰ（NAD⁺）调控线粒体功能，改善心肌能量代谢，有效抑制心肌纤维化、肥大，可改善心衰患者症状和生活质量。芪苈强心胶囊具有益气温阳、活血通络、利水消肿的功效，与西药标准治疗联合，可显著改善患者心功能和生活质量，降低心血病死亡风险。

3．非药物治疗

对于心力衰竭合并继发性二尖瓣反流的患者，在优化 GDMT 基础（Ⅰ）上，部分患者可行介入治疗，包括经导管二尖瓣缘对缘修复（Ⅱa）。慢性 HFrEF 患者的心脏植入型电子器械治疗主要包括：

（1）CRT（心脏再同步治疗）用于纠正心衰患者的心脏失同步以改善心衰。

（2）ICD（植入式心律转复除颤器）治疗用于心衰患者心脏性猝死的一级或二级预防。终末期考虑左心室辅助装置和（或）心脏移植。

4.3.3.2 慢性 HFmrEF 和 HFimpHF 的治疗

在 HFmrEF 患者中，建议对充血和 HFmrEF 患者使用利尿剂，以缓解症状和体征。SGLT-2 抑制剂可有利于降低 HF 住院率和心血管死亡率（I，A）[12]。在目前或既往有症状性 HFmrEF 患者中，应用用于 HFrEF 的药物 ARNI、ACEI 或 ARB 和 MRA，经循证证实的 β 受体阻滞剂可以降低 HF 住院和心血管死亡率的风险，特别是在 EF 较低的 HFmrEF 患者（Ⅱb，B）[13-20]。

在 HFimpEF 患者治疗后，应继续使用 GDMT 以防止 HF 和左室功能障碍复发，即便患者可能无症状（I，B）。

4.3.3.3 慢性 HFpEF 患者的治疗

1. SGLT-2 抑制剂在 HFpEF 患者中，SGLT-2 抑制剂可降低 HF 住院率和心血管死亡率（I，A）[12]。

2. 利尿剂

有液体潴留的 HFpEF 患者应使用利尿剂（I，B）。

3. 建议对 HFpEF 患者进行心血管病和非心血管病合并症的筛查及评估，并给予相应的治疗，以改善症状及预后（I，C）。HFpEF 伴高血压患者应根据已出版的临床实践指南滴定药物以达到血压目标，以防止发病（I，C）。

4. 醛固酮受体拮抗剂

对 LVEF≥45%，BNP 升高或 1 年内因心衰住院的 HFpEF 患者，可考虑使用醛固酮受体拮抗剂以降低住院风险（Ⅱb，B）。

4.3.3.4 心力衰竭多重心血管危险因素综合干预及共病治疗

心衰患者可伴有血糖、血脂异常、高血压等多重心血管病危险因素，尤其是共病的存在，对于心衰的治疗、预后具有重要影响。

1. 糖尿病

1）心衰合并 2 型糖尿病的患者，推荐 SGLT-2 抑制剂治疗高血糖，并降低 HF 相关的发病率和死亡率（I，A）。

2）有症状的 HFrEF 合并 DM 患者应使用 ACEI 和 β 受体阻滞剂，以减少 HF 住院和死亡的风险（I，A）。

3）使用 ACEI 和 β-受体阻滞剂治疗仍存在症状的 HFrEF 和 DM，MRA 仍可降低 HF 住院和死亡的风险，建议 MRA 类药物非奈利酮用于 2 型糖尿病和慢性肾脏病患者，以降低心衰住院或心血管死亡的风险（I，A）[12]。

4）ARBs 用于有症状而不耐受 ACEIs 的 HFrEF 合并 DM 患者，以减少 HF 住院和死亡的风险（I，B）。

5）使用 ACEIs、β 受体阻滞剂和 MRA 治疗仍存在症状的 HFrEF 合并 DM 患者，使用 ARNI 代替 ACEI 可降低 HF 住院和死亡的风险（I，B）。

6）有充血症状和（或）体征的 HFpEF、HFmrEF 或 HFrEF 患者建议使用利尿剂，以改善症状（I，B）。

7）CABG 心脏血管血运重建对于患有和不患有 DM 的 HFrEF 患者的长期死亡风险显示出相似的益处，建议用于两血管或三血管 CAD（包括明显的 LAD 狭窄）的患者（I，B）。

8）使用 β-受体阻滞剂（最大耐受剂量）、ACEIs/ARBs 和 MRAs 治疗仍存在症状，静息心率 > 70 次/分，应考虑应用伊伐布雷定以降低 HFrEF 合并 DM 窦性心律患者 HF 住院和死亡的风险（Ⅱa，B）。

2. 血脂异常

在 NYHA Ⅱ ~ Ⅳ级和 HFrEF 或 HFpEF 患者中，如无禁忌证，补充 ω-3 多不饱和脂肪酸作为辅助治疗是合理的，以减少死亡率和心血管住院[21-23]（Ⅱa，B）。

3. 高血压

1）对于 HFrEF 合并高血压患者，建议依据 GDMT 将药物滴定至最大耐受目标剂量（I，C）。

2）高血压合并 HFrEF 建议将血压降到 < 130/80 mmHg[24]（I，C）。

3）患有 HFpEF 和持续性高血压的患者处理容量超负荷后建议收缩压降至低于 130 mm Hg[25]（I，C）。

4）降压药物优选 ACEI/ARB 和 β 受体阻滞剂，血压仍不达标可联合利尿剂和（或）醛固酮受体拮抗剂（I，C）。

5）若血压还不达标，可联合使用氨氯地平[26]（I，A）或非洛地平[27]（Ⅱa，B）；禁用 α 仅受体阻滞剂[28]（Ⅲ，A）、地尔硫草和维拉帕米（Ⅲ，C）。

4. 肾功能不全

心衰与慢性肾脏病常合并存在，合并肾功能不全的心衰患者预后更差[29-30]。

有或没有 CKD 患者 HF 的治疗策略是相同的。尚无经证实的治疗 HFpEF 伴 CKD 的方法。可以减少与 HFrEF 相关的不良结局的药物包括 ACEI、ARB、ANRI、β 受体阻滞剂和 MRAs。但严重肾功能不全 eGFR < 30 mL／(min·1.73 m²) 被随机对照试验排除，故对这些患者缺乏循证治疗证据。

在心衰时，恶化的肾功能相对常见，特别是在启动和滴定 RAAS 抑制剂治疗期间，通常引起心衰患者 GFR 的降低，这种降低是小幅的，不应导致治疗停止。当肌酐大量增加时，应彻底评估，包括可能的肾动脉狭窄、血容量过高与过低、高钾血症、药物等。肾脏排泄的药物（地高辛、胰岛素和低分子量肝素等）在肾功能恶化时需要调整剂量。

4.3.3.5 转诊治疗

1. 基层医疗卫生机构上转至二级以上医院的标准

（1）社区初诊或怀疑心衰的患者；

（2）社区管理的慢性稳定性心衰患者病情加重，经常规治疗不能缓解，出现以下情况之一，应当及时转至二级以上医院救治：心衰症状体征加重；利钠肽等心衰生物标志物水平明显升高；原有心脏疾病加重；出现新的疾病等。诊断明确、病情平稳的心衰患者每 3 月应当由专科医师进行一次全面评估，对治疗方案进行评估和优化。

2. 二级以上医院转至基层医疗卫生机构的标准

诊断明确、治疗方案确定、合并症控制良好的心衰稳定期患者及终末期心衰患者（安宁疗护）。

4.3.4 随访管理

根据病情制定随访频率和内容，心衰住院患者出院后 2～3 个月内，失代偿期稳定后过渡阶段病情不稳定，需进行药物调整和监测，应适当增加随访频率，2 周 1 次，病情稳定后改为 1～2 月 1 次。

在随访中，监测与评估的内容包括诱因、症状、病史、体格检查、辅助检查及心功能分级、治疗药物。需注意的问题：

1．典型及非典型症状

2．重点检查生命体征

3．辅助检查：血电解质、肾功能，必要时行 BNP/NT-proBNP、X 线胸片、超声心动图、动态心电图等检查。

4．心功能分级

（1）NYHA 的心功能分级方法是临床常用的心功能评估方法，常用于评价患者的症状随病程或治疗而发生的变化。

（2）6 分钟步行试验。

5．慢性心衰急性加重的识别

慢性心衰稳定期患者出现原因不明的疲乏或运动耐力明显减低，以及心率增加 15～20 次/min，可能是左心功能降低或心衰加重的最早期征兆[31]。心衰患者体重增加可能早于显性水肿出现，观察到患者体重短期内明显增加、尿量减少、入量大于出量提示液体潴留[32]。

6．治疗药物应用的合理性

（1）神经内分泌抑制剂是否达到治疗的最大耐受剂量或目标剂量，是否存在不良反应。

（2）利尿剂及洋地黄的剂量。利尿剂剂量逐渐过渡为口服最小有效量；洋地黄应当总是在专家的监督下开处方。

（3）是否存在多重用药带来的风险。

（4）是否应用了恶化心衰的药物[33]。

（5）评估治疗依从性。

（6）经过 3～6 个月优化的药物治疗后，推荐至上级医院评估 ICD 和 CRT 的指征。

7．患者心理状态的评估（建议使用心理评估量表）。

4.3.5　预防

1．对心衰危险因素的干预。

2．对无症状的左心室收缩功能障碍的干预。

3．健康教育。患者缺乏自我管理的知识和技巧是心衰反复住院的重要原因之一。通过教育能提高患者的自我管理能力和药物依从性，有助于其改善生活方式（I，B）。

4. 接种流感疫苗可能减少心衰患者不良心血管事件，是否可降低全因和心血管病死亡的风险，但仍须有大规模随机对照试验研究的支持[34]。

（郭宏）

参考文献

扫码查看参考文献

第四节　心房颤动

4.4.1　概述

中国 35 岁以上心房颤动患病率为 0.71%，估计中国 ≥ 35 岁居民房颤患者约有 487 万[1]。房颤导致缺血性脑卒中和（或）系统性栓塞风险增加 5~7 倍，心力衰竭风险增加 3 倍，死亡风险增加 2 倍[2]。

4.4.2　诊断与分类

病史采集与体格检查有助于房颤的早期诊断。房颤最常见的临床症状为心悸、乏力、胸闷、运动耐量下降；体征包括脉律不齐、脉搏短绌、颈静脉搏动不规则、第一心音强弱不等、心律绝对不齐等。

房颤的确诊有赖于心电图证据，在标准 12 导联心电图记录或单导联心电图上，没有可识别的重复 p 波，时间长达 30 秒或以上，并伴有绝对不齐的 RR 间期（房室传导未受损时），可诊断为临床房颤。近年来各种长程心电监测设备、植入式心电记录仪、手持式 WiFi 传输设备，以及智能手表和（或）智能手机等便携及可穿戴式装备都大大提升了日常生活中症状性房颤患者的检出，并在一定程度上反映患者的房颤负荷水平（表 4-4-1）。

表 4 - 4 - 1　不同患者心房颤动的筛查方法

推荐要点	证据级别
对于 >65 岁的患者，可通过心电图或触诊脉搏（对脉搏不规律的患者随后进行心电图检查）的方法筛查房颤	Ⅰ，B
对于缺血性卒中/一过性脑缺血患者，动态心电图筛查有助于房颤的检出	Ⅰ，B
必要时可植入心脏事件记录仪以增加房颤的检出率	Ⅱa，B
具有心房起搏功能的起搏器或植入型心律转复除颤器可行持续的心房节律监测，能检出患者的心房高频事件，并评估房颤负荷等重要参数，为房颤的诊断和评价提供依据	Ⅰ，B
智能手表和（或）智能手机等便携及可穿戴式装备对日常症状性房颤的检出具有极高的敏感性和较高的特异性	Ⅰ，B

按照发作的频率和持续时间可将房颤分为 5 类：

首诊房颤：首次诊断的房颤；

阵发性房颤：发作后 7 天内自行或经过干预终止的房颤；

持续性房颤：持续时间超过 7 天的房颤；

长程持续性房颤：持续时间超过 1 年的房颤；

永久性房颤：医师和患者共同决定放弃恢复或维持窦性心律的一种类型，反映了医患双方对于房颤的治疗态度，而不是房颤自身的病理生理特征，如重新考虑节律控制，则重新分类为长程持续性房颤。

按照房颤病因可以将房颤分为瓣膜性房颤和非瓣膜性房颤，目前瓣膜性房颤通常特指合并严重二尖瓣狭窄或接受二尖瓣机械瓣置换后合并房颤的患者。这两类患者抗凝治疗的选择有所不同。

对于所有房颤患者临床医师还应系统地分析其房颤特征，包括对一般基础情况、基础疾病、临床症状（尤其是心衰）、卒中风险、房颤负荷以及左房大小等参数的评估，针对基层处于不同医疗保障水平的房颤患者开展流程化评价，为治疗决策提供准确信息，促进房颤患者的最佳管理。

4.4.3　治疗和管理

房颤的治疗策略核心要点包括：节律控制或心室率控制，以及卒中风险的评估与抗凝治疗。

1. 节律控制

节律控制是改善房颤患者症状的主要治疗措施，是指尝试恢复并且维持窦性心律，即在适当抗凝和心室率控制的基础上进行包括心脏复律、应用抗心律失常药物和（或）导管消融的治疗。研究提示，相较心室率控制而言，早期节律控制，特别是对心衰患者的节律控制，有助于改善患者的预后，因此推荐尽早行节律控制治疗[3]（Ⅰ，B）。

同步直流电复律的适应证：①血流动力学不稳定的房颤；②预激综合征旁路前传伴快心室率的房颤患者；③有症状的持续性或长期持续性房颤（Ⅰ，B）。

目前用于房颤复律的药物主要是Ⅰc类（氟卡尼、普罗帕酮）和Ⅲ类（胺碘酮、伊布利特、多非利特、维纳卡兰）抗心律失常药物。对于无器质性心脏病的新发房颤，国内可选择的静脉复律药物主要有普罗帕酮、胺碘酮、伊布利特等（Ⅰ，A）。伴有严重器质性心脏病、心力衰竭，以及缺血性心脏病患者应选择静脉应用胺碘酮（Ⅰ，A）。

目前用于长期维持窦性节律的口服药物主要包括胺碘酮、普罗帕酮、决奈达龙、索他洛尔等，对于射血分数下降型心衰患者推荐使用胺碘酮（Ⅰ，A）。用药期间应注意监测药物不良反应。

导管消融治疗（包括射频消融、冷冻球囊消融等）是节律控制的重要方式。对于抗心律失常药物治疗无效、存在禁忌证或不耐受的症状性房颤患者，导管消融作为一线治疗改善症状（Ⅰ，A）[4,5]；对于症状性房颤患者，特别是阵发性房颤患者，可考虑将导管消融作为一线治疗以延缓进展至持续性房颤（Ⅰ，A）[6-8]。

2. 心室率控制

心室率控制也可明显改善房颤的相关症状。宽松心室率控制，即静息心率 <110 次/min，可作为初始目标（Ⅱa，B）。单一药物未能达到目标时，可考虑联合药物治疗（Ⅱa，C）。β受体阻滞剂、非二氢吡啶类CCB（维拉帕米、地尔硫䓬）或地高辛可用于左室射血分数（LVEF）≥40%的房颤患者的心室率控制（Ⅰ，B）；而β受体阻滞剂或地高辛也可用于LVEF <40%的房颤患者的心室率控制（Ⅰ，B）。对于血流动力学不稳定或LVEF严重减低的患者，可考虑应用胺碘酮控制心室率（Ⅱb，B）。对于永久性房颤患者，不推荐常规应用抗心律失常药物进行心室率控制（Ⅲ，A）。

中药对于改善房颤患者症状也有一定作用。参松养心胶囊益气养阴，活血通络，清心安神。用于治疗期前收缩、心房颤动、缓慢性心律失常以及由自主神经功能紊乱引起的心脏神经症。大规模的循证医学研究证实，稳心颗粒可以用于房颤患者的窦律维持，对期前收缩也有一定的防治作用。

3. 卒中风险的评估与抗凝治疗

口服抗凝药治疗是房颤患者卒中预防的关键。推荐所有非瓣膜性房颤患者都应以 CHA_2DS_2-VASc 评分进行卒中/血栓栓塞风险评估[9]（Ⅰ，A）。对于依从性较好的 CHA_2DS_2-VASc 评分 > 1 分的男性和 > 2 分的女性房颤患者，如无抗凝禁忌，应接受抗凝治疗（Ⅰ，A）。对于阵发性房颤患者，其卒中/血栓栓塞风险还与房颤的负荷水平相关[10,11]。抗凝治疗的评估应综合考虑到上述问题和患者的出血风险。

口服抗凝药按机制分类，可分为 VKA 和 NOAC ［又称为非维生素 K 拮抗剂口服抗凝药或直接口服抗凝药（DOAC）］。对于非瓣膜型房颤，NOAC 具有良好的抗凝疗效，同时治疗相关的出血性卒中的发生率显著降低，且无须常规监测抗凝强度，特别是对亚洲人群优势较明显[12]，目前已成为非瓣膜型房颤的首选抗凝用药（Ⅰ，A）。NOAC 主要包括直接凝血酶抑制剂（达比加群酯），以及 Xa 因子抑制剂（利伐沙班、艾多沙班等）。

华法林作经典用药，有着价格低廉，普及度广，可监测抗凝强度，拮抗剂（维生素 K）容易获得，对肾功能严重受损患者使用相对安全等优点。对于瓣膜型房颤、严重肾功能不全患者，作为抗凝治疗的首选。应用时需监测 INR，目标值 2.0～3.0，应尽量使其在治疗目标范围内所占的时间百分比（TTR）> 65%（Ⅰ，A）。

华法林通常起始剂量为 2.0～3.0 mg/d（14～21 mg/周），服药后 2～4 天起效，多数患者在 5～7 天达治疗高峰。因此，在开始治疗时应每周监测 INR 1～2 次，抗凝强度稳定（TTR 达标）后每月复查 1～2 次。华法林的抗凝强度受到许多食物、药物影响，调整药物时应注意监测。

对于存在长期抗凝禁忌（如存在颅内出血的患者），可以考虑行左心耳封堵术，并长期应用抗血小板治疗[13]（Ⅱa，B）。

4.4.4　房颤的预防及合并心血管危险因素或疾病的综合干预

4.4.4.1　房颤的预防

主要包括以下两个层面：

1. 一级预防　对于没有发生过房颤的患者，通过控制高血压、糖尿病、肥胖、吸烟等危险因素，防治或延缓心肌重构，进而预防新发房颤。药物选择方面，ACEI、ARB 类药物对房颤的一级预防显示出一定的优势[14]。

2. 二级预防　已经患有房颤的患者，通过药物、消融或外科手术等策略，降低房颤复发的频率或进展为持续性房颤的可能性。

4.4.4.2　房颤合并其他心血管危险因素或疾病的综合干预

1. 肥胖　肥胖导致心房重构，是促进房颤发作以及复发的危险因素。BMI 每增加 1 个单位，房颤发生率增加 3%～7%。积极的体重控制可有效减少房颤患者的房颤负荷，改善临床症状（Ⅱa，B）[15]。

2. 吸烟　戒烟对吸烟人群预防房颤至关重要（Ⅱa，C）。房颤的风险随着吸烟数量的增加而增高，每天吸 10、20 和 30 支香烟者，房颤发生风险分别增加了 17%、32% 和 45%，而戒烟者的风险远低于吸烟者[16]。此外，吸烟还可增加糖尿病、慢性阻塞性肺疾病、高血压和冠心病风险，间接促进房颤的发生。

3. 酒精　限制饮酒是房颤患者管理的重要组成部分（Ⅱa，C）。酒精摄入是发生房颤、血栓栓塞事件以及导管消融术后房颤复发的另一大危险因素，饮酒越频繁，相应的危险度就越高。酒精可导致心肌纤维化，形成左房瘢痕和肺静脉外触发灶。导管消融术后的患者，如能有效进行危险因素综合管理，包括限制酒精摄入量，可显著增加单次或多次消融成功率[17]。

4. 有氧运动　运动量过少或过多均可增加房颤风险，其机制可能与炎症反应、纤维化等相关。研究显示，静坐为主的生活方式，房颤发生率增加 5 倍[15]，而通过每周 3 次、中等强度（最大心率的 60%～70%）有氧运动 12 周，房颤负荷可降低 41%[18]。相反，长期进行长时间、高强度运动的运动员的房颤风险则明显升高[19]。因此，提倡规律进行中等强度的有氧运动，以预防和减少房颤的发生（Ⅱa，C）。

5. 心力衰竭　心力衰竭和房颤经常并存，相互影响。房颤患者心力衰竭的患病率增加 3 倍，并加重心力衰竭的症状，而心力衰竭也是房颤发生的危险因素之一，并直接与 NYHA 分级相关。NYHA Ⅰ～Ⅳ级的心力衰竭患者，房颤发生率从 10% 增到 55%；不仅如此，严重的心力衰竭还会增快房颤的心室率。ACEI 和 ARB 类药物可能有助于降低心力衰竭患者中房颤的发生率[20]。

因此无论 LVEF 水平如何，合并心力衰竭的房颤患者都需积极进行心衰干预，以预防不良事件及提升患者的生活质量（Ⅱa，B）。对于合并射血分数减低心衰的房颤患者，导管消融治疗是优选治疗[21]（Ⅰ，B）。

6. 高血压　积极有效地控制血压对于预防房颤及卒中等严重并发症具有重要意义（Ⅱa，C）。高血压是最重要的房颤危险因素之一，并与血压水平密切相关[22,23]。ACEI 和 ARB 类降压药物在降低房颤发生率方面可能有益[14]。

7. 瓣膜性心脏病　瓣膜性心脏病是房颤发生的独立危险因素。房颤可使瓣膜性心脏病患者的临床预后更差，且增加卒中/系统性栓塞的风险[24]。对于无症状的合并重度二尖瓣狭窄的新发房颤患者，若二尖瓣解剖适宜手术，应考虑行二尖瓣切开术（Ⅱa，C）。对于合并重度二尖瓣关闭不全、LVEF 正常的新发房颤患者，即使无临床症状也应考虑尽早行二尖瓣修补术（Ⅱa，C）。

8. 2型糖尿病　糖尿病常与房颤共存，也是脑卒中的危险因素。药物选择方面，二甲双胍可降低糖尿病患者房颤及卒中的发生风险[25]（Ⅱa，B）。

9. 睡眠呼吸暂停综合征　睡眠呼吸暂停伴随的自主神经功能障碍、低氧血症、高碳酸血症及炎症反应等可显著增加患者的房颤风险，而相关危险因素的控制及气道正压通气可有效减低房颤的复发[26]。对高风险患者，睡眠呼吸暂停综合征的筛查具有重要意义，呼吸暂停的有效治疗可减轻患者症状并预防房颤的复发（Ⅱa，B）。

10. 慢性肾功能不全　慢性肾功能不全增加房颤风险，此类患者通常伴有内皮功能紊乱和凝血因子的过度激活，增加房颤患者血栓形成和栓塞风险。同时，CKD 影响经肾排泄药物的代谢，增加药物蓄积，尤其在接受抗凝治疗时增加出血风险。房颤患者在启动口服抗凝药前，应评估肾功能以判断合适的用药剂量；同时用药期间应规律复查肾功能（Ⅰ，B）。

4.4.5　随访管理、健康教育、转诊

房颤的管理是一个长期的过程，需要基层医务人员和患者的密切配合。充分知情基础上的共同决策，有助于为患者制订个体化治疗方案，提

升依从性，降低患者的住院率及死亡率（Ⅱa，B）。

教育是知情的先决条件，在管理房颤患者的所有阶段，推荐进行充分的教育，鼓励患者加强自我管理，改善生活方式。

房颤的管理更有赖于专业的团队指导，以及完善的上下级医院的转诊制度。对于病情复杂、合并卒中等严重心血管事件，以及出现大出血、药物中毒等严重合并症或需要外科手术的患者，须及时向上级医院转诊，以便进行下一步诊疗。

（陈浩）

参考文献

扫码查看参考文献

第五节　外周动脉疾病

4.5.1　概述

外周动脉疾病（peripheral arterial diseases，PAD）广义上是指除颅内动脉、冠状动脉和主动脉外的所有部位动脉的疾病，包括颅外颈动脉、颅外椎动脉、上肢动脉、腹腔动脉和下肢动脉疾病，狭义上是指下肢动脉疾病，具体而言是从主动脉髂段到足动脉的动脉粥样硬化性血管狭窄性疾病。鉴于 PAD 的研究多来源于下肢动脉疾病，至今不少学术组织将 PAD 特指下肢动脉粥样硬化性血管疾病。本文内容主要论述下肢 PAD。

4.5.2　诊断与分类

4.5.2.1　流行病学和危险因素

PAD 已经成为全球性公共健康问题，1990 年以来病例逐年增加，2015

年接近2.4亿人患病[1]。中国人群调查数据显示，≥35岁人群下肢PAD患病率为6.6%，据此估算全国约有4530万PAD患者。PAD患病率随年龄增长而增加，35～44岁人群患病率为6.0%，而≥75岁人群患病率增加至11.8%。下肢PAD患病率虽高，但其知晓率低，中国的人群为4.9%，而接受血运重建的患者只有1.9%[2]。下肢PAD患者心脏病风险增加5倍，脑卒中和总死亡率增加2～3倍。

PAD的危险因素主要有吸烟、2型糖尿病、高血压、高胆固醇血症等[1]，尤其对男性影响更大。也有研究发现，慢性肾脏病［估测肌酐清除率＜60 mL／（min·1.73 m²）］也是PAD的危险因素[3]。PAD发生风险伴随着危险因素的叠加而增加。如果没有这些危险因素，则PAD的风险下降77%；与一种风险因素相比，具有两种危险因素的男性PAD风险加倍[4]。

4.5.2.2 筛查对象

下肢PAD患者中1/5有症状，4/5无症状，中国人群中无症状的PAD更高，约占95%[2]。建议对下列人群进行下肢动脉筛查（I，C）：①具有多个危险因素：吸烟、高血压、高胆固醇血症、2型糖尿病；②＜50岁的糖尿病患者，伴有下列1项或多项动脉粥样硬化危险因素如吸烟、高血压、血脂异常和高凝状态；③年龄50～64岁，有心血管危险因素，尤其是吸烟或糖尿病；④年龄≥65岁；已知有冠状动脉、颈动脉或肾动脉粥样硬化疾病者，或所有10年冠心病风险达10%～20%的人群；⑤运动后有下肢疲劳症状或有难以愈合的伤口；⑥下肢动脉体检异常；⑦男性勃起功能障碍。

通过简便的问诊可以初步识别不典型的患者，爱丁堡间歇性跛行问卷可用于基层初筛（表4-5-1）。

4.5.2.3 诊断

1. 临床表现

主要有间歇性跛行、慢性肢体威胁性缺血和急性肢体缺血等；

检查可见下肢皮温减低，下肢皮肤颜色发红或者苍白、毛发脱落稀少、组织溃疡或者坏死；

足背、腘或股动脉搏动减弱或者消失，下肢血压降低；

狭窄程度在70%～90%的患者听诊可闻及局部动脉收缩期血管杂音；

狭窄程度过重或者中度以下的狭窄，血管杂音可能并不明显。

表 4 - 5 - 1　爱丁堡间歇性跛行问卷

问题	判断步骤
1. 您最近在快速行走或长距离步行时有无腿痛或腿部不适的感觉？	A. 没有→结束；B. 有→第二题
2. 当您站立不动或坐着的时候有没有腿痛或腿部不适的感觉？	A. 没有→是间歇性跛行
3. 您上坡或着急赶路时有无腿痛或腿部不适的感觉？	A. 有→是间歇性跛行
4. 当您在平地上以平常的速度行走时有无腿痛或腿部不适的感觉？	A. 没有→轻度间歇性跛行；B. 有→中重度间歇性跛行
5. 当您停下不动时这种感觉能在 10 min 之内消失吗？	A. 消失了→是间歇性跛行；B. 10 min 后仍有不适不支持
6. 腿部疼痛和不舒服在哪个部位最明显？	A. 小腿部：典型的间歇性跛行；B. 大腿和臀部：不典型的间歇性跛行；C. 腿筋、胫部、足、关节不适或者放射痛一般不是间歇性跛行

2. 实验室检查

（1）四肢动脉硬化检测：踝臂指数（ankle brachial index，ABI）是评价下肢动脉疾病的一线无创筛查方法，诊断标准：正常值为 1.00～1.40，≤0.90 为异常，0.91～0.99 为临界，＞1.40 表明血管严重钙化或弹性减低。

（2）双功超声：双功超声结合二维实时成像与彩色多普勒分析，能够明确四肢动脉狭窄病变的部位和程度，是诊断 PAD 的首选影像学筛查手段。

（3）电子计算机断层扫描血管成像或者磁共振血管成像：能清楚显示血管解剖结构，三维重建结果易于判断，方法灵敏度和特异度达 90% 以上，是进一步明确诊断、病变评估和指导手术方法、入路选择的有效手段。

（4）数字减影血管造影：是四肢动脉疾病狭窄或闭塞诊断的"金标准"，该方法为有创检查，有一定风险，适合于拟计划行同期血运重建的患者或上述无创检查难以明确的患者。

4.5.2.4　临床分期/分型

PAD 的临床分期/分型对于判断病情、选择血运重建方案和指导预后具有重要意义，其中 Fontaine 法临床分期易于基层使用（表 4 - 5 - 2）。

表 4－5－2　　下肢动脉疾病的分期（Fontaine 法）

分期	临床表现
Ⅰ	无症状
Ⅱa	轻微跛行
Ⅱb	中至重度跛行
Ⅲ	缺血性静息痛
Ⅳ	溃疡或坏疽

　　临床分型既往多按 2007 年第二版泛大西洋 PAD 诊疗的多学会专家共识分型（TASC Ⅱ分型）标准，对于不同部位的下肢动脉病变进行分型。2019 年《全球慢性肢体威胁性缺血处理指南》提出了新的 "全球肢体解剖分级系统（global limb anatomic staging system，GLASS）"[5]，对下肢动脉系统进行解剖分级，更加有效的指导血运重建策略的选择。

4.5.3　治疗

　　包括控制危险因素和药物治疗、血运重建治疗。对慢性肢体威胁性缺血和急性肢体缺血尽早转至有条件的医疗中心进行血运重建诊疗。

　　控制危险因素和药物治疗是下肢 PAD 治疗的基础，包括生活方式、危险因素控制，以及合并症治疗和改善下肢 PAD 症状的治疗。基层医师应该掌握的基本治疗建议如表 4－5－3 ~ 表 4－5－5。

表 4－5－3　　外周动脉疾病危险因素或者合并症的治疗

治疗建议	推荐级别，证据水平
下肢 PAD 患者应该戒烟	Ⅰ，B[4]
合并高血压的患者降压治疗目标 140/90 mmHg	Ⅰ，A[5,6]
降压药物优先选择 ACEI/ARB	Ⅱa，B[7]
高选择性的 β 受体阻滞剂（奈必洛尔或者美托洛尔）、CCB 可以作为二线降压药物	Ⅱa，B[7,8]
尽量避免 PAD 患者收缩压降至 110 mmHg 以下	Ⅲ，C[6]
合并 2 型糖尿病的患者降糖有利于改善下肢严重缺血的肢体事件	Ⅰ，A

（续表）

治疗建议	推荐级别，证据水平
口服降糖药物建议选用具有心血管获益或者降低肢体事件的药物，包括 GLP-1 受体激动剂、SGLT-2 抑制剂	I，A[5,9,10]
他汀类药物能够明显降低下肢 PAD 患者的心脑血管风险和肢体事件风险，中等强度的他汀治疗应作为降脂达标治疗的起始治疗	I，A[8,11,12]
对于极高危 ASCVD 患者，LDL-C 推荐降至 1.8 mmol/L 以下且较基线降幅≥50%；对于超高危 ASCVD 患者，LDL-C 推荐降至 1.4 mmol/L 以下且较基线降幅≥50%	I，A[11-13]
当中等强度他汀类药物未能达标时或者他汀不耐受时，建议联合使用胆固醇吸收抑制剂和（或）PCSK9 抑制剂	I，A[12]
不能耐受他汀类药物的患者应考虑使用胆固醇吸收抑制剂或 PCSK9 抑制剂	IIa，C[12]
他汀类药物治疗后 TG 仍升高者可联合高纯度二十碳五烯酸或高纯度 ω-3 脂肪酸或贝特类药物	[12]

注：ACEI 为血管紧张素转换酶抑制剂；ARB 为血管紧张素 II 受体拮抗剂；CCB 为钙离子通道阻滞剂；LDL-C 为低密度脂蛋白胆固醇；PAD 为外周动脉疾病；PCSK9 为前蛋白转化酶枯草溶菌素 9；TG 为甘油三酯。

表 4-5-4　外周动脉疾病的抗栓治疗

治疗建议	推荐级别，证据水平
对于有症状的下肢 PAD 且存在高危缺血事件风险（高危合并症如多血管病、糖尿病、心衰或肾功能不全）和（或）血管重建术后存在高危肢体表现（肢体截肢、休息痛、缺血性溃疡），且出血风险低的患者，建议利伐沙班 2.5 mg/次、每日两次，联合阿司匹林（80～100 mg/d）治疗；对于有症状的下肢 PAD 且出血风险低、无高危肢体表现或高危合并症的患者，也可采用利伐沙班 2.5 mg/次、每日两次，联合阿司匹林（80～100 mg/d）治疗，或者单一抗血小板治疗	I，A[10]
对于有高出血风险的有症状的下肢 PAD 患者，考虑使用阿司匹林或氯吡格雷进行抗血小板治疗	I，A[10]
下肢 PAD 给予单一药物抗血小板治疗时优选氯吡格雷	IIa，B[10,14]
孤立无症状的下肢 PAD 患者不必常规行抗血栓治疗	I，A[10]

表 4 - 5 - 5　外周动脉疾病的症状治疗

治疗建议	推荐级别，证据水平
西洛他唑可用于改善慢性下肢缺血症状	Ⅰ，A[15]
他汀类药物可以改善患者的步行能力	Ⅱa，B[11]
临床中如果常规治疗效果欠佳，也可考虑使用己酮可可碱	Ⅱa，C
轻中度症状的下肢 PAD 患者在医师指导下进行正规的运动训练（每周 3 次，每次 30 ~ 60 min，连续 12 周）可增加步行能力	Ⅰ，A[16]
结构化家庭自我锻炼（计步器检测下，每周 3 次，每次 45 min，连续 12 周，步速自主）也可改善患者步行能力	Ⅰ，C[16]

心血管病患者一般合并多种慢性病，判断和描述这些情况是了解患者整体健康和相关治疗的关键部分。对于动脉粥样硬化性心血管病患者，尤其是老年患者，建议进行共病情况的评估，并间隔一定时间重新评估，常用指标为 Charlson 共病指数[7]。

4.5.4　其他部位外周动脉疾病的诊断和治疗

其他部位的 PAD 包括颅外颈动脉、颅外椎动脉、上肢动脉、腹腔动脉等部位，病因、遵循的诊断和治疗原则类似于下肢 PAD 和冠心病，注意识别疾病的临床线索。

肾动脉狭窄的临床线索（Ⅰ，C）：①持续高血压达Ⅱ级或以上，伴有明确的冠心病、四肢动脉狭窄、颈动脉狭窄等；②高血压合并经常的轻度低血钾；③脐周血管杂音伴有高血压；④既往高血压可控制，降压药未变情况下突然血压难以控制；⑤顽固性或恶性高血压；⑥重度高血压患者左心室射血分数正常，但反复出现一过性肺水肿；⑦难以用其他原因解释的肾功能不全或非对称性肾萎缩；⑧服用 ACEI 或 ARB 后出现血肌酐明显升高或伴有血压显著下降。当高血压患者具备以上一项或多项临床特点时需要高度警惕肾动脉狭窄[17]。

锁骨下动脉/颅外椎动脉狭窄的临床线索（Ⅰ，C）：①有上肢缺血症状，或查体发现左右侧肱/桡动脉搏动明显不对称，或锁骨上窝闻及明显血管杂音，或两侧肱动脉收缩压差值≥10 mmHg；②有后循环缺血相关神经系统症状或体征的患者。40 岁以上动脉粥样硬化性心血管病患者只要具备以上一条，即建议作进一步筛查[18]。

对于短暂或者永久性脑缺血症状的患者注意筛查颅外颈动脉疾病（Ⅰ，C），即使无明显症状，一旦具备下述临床线索时也要常规筛查颈动脉[19]：①下肢 PAD 周围动脉疾病患者；②冠状动脉搭桥手术患者；③年龄≥55 岁且至少有两个传统动脉粥样硬化危险因素的患者；④年龄≥55 岁且吸烟的患者；⑤糖尿病、高血压或冠心病患者；⑥在脑部影像学检查中发现的临床隐性脑梗死的患者。

餐后腹胀腹痛尤其是伴有体重减轻的患者注意筛查肠系膜动脉或者腹腔干疾病（Ⅰ，C）[8]。

4.5.5　预防

PAD 是 ASCVD 的重要组成部分，病理基础和危险因素大致相同，可以说是多个共同因素交互或者叠加作用的结果。综合分析易患人群的危险因素和身体一般状况，对未来 ASCVD 的风险进行预测，能够有效地指导患者干预策略的选择，也是预防和治疗的基础。对高危或者心血管病终生风险评估高危的个体，应强化不良生活方式干预，对需要起始药物治疗的危险因素，在临床医师指导下进行药物治疗和进一步的检查。需要注意一点，阿司匹林用于一级预防目前证据不足，不常规用于 PAD 的一级预防。

（邹玉宝）

参考文献

扫码查看参考文献

第六节 结构性心脏病

4.6.1 概述

结构性心脏病（structural heart disease，SHD）是近年心血管领域中涌现的一个新概念，尚缺乏准确的定义、统一的诊断标准和分类方法。目前认为，SHD 是指心电疾病和冠状动脉疾病以外任何与心脏和临近心脏的大血管结构有关的疾病，其特点是可通过矫正或改变心脏和大血管结构来治疗所患疾病[1]。具体疾病包括：①先天性心脏病（室间隔缺损、房间隔缺损、动脉导管未闭、法洛四联症等）；②心脏瓣膜病（二尖瓣、三尖瓣、主动脉瓣、肺动脉瓣疾病等）；③心肌病（肥厚型心肌病、扩张型心肌病等）；④并发于其他疾病或者外源性的心脏结构异常（室间隔穿孔、室壁瘤、医源性房间隔缺损等）；⑤并发于其他疾病的导致心脏功能异常并通过改变心脏和大血管结构可得到纠正的疾病或状态（如心房颤动导致左心耳功能异常，心力衰竭导致的心脏功能异常）；⑥其他，如心脏内血栓、心脏肿瘤、心包疾病等。

4.6.2 结构性心脏病的流行病学

先天性心脏病（以下简称先心病）发病率为 0.7%～0.9%[2]，是中国大陆主要的先天性畸形，在多地均位居新生儿出生缺陷的首位。先心病检出率存在地区差异，多为 2.9‰～16‰[3]。

目前我国瓣膜性心脏病的加权患病率为 3.8%，据此推测中国约有 2500 万瓣膜性心脏病患者[3]，其中 55.1% 为风湿性瓣膜病变，21.3% 为退行性变膜病变，12.1% 为继发性瓣膜病。最常见的瓣膜病是主动脉瓣反流（1.2%），其次是二尖瓣反流（1.1%）、三尖瓣反流（0.8%）和二尖瓣狭窄（0.8%）。瓣膜病患病率随着年龄的增长而增加，高血压（5.6%）或慢性肾脏病（9.2%）患者中，瓣膜病的患病率较高。退行性瓣膜病比例随年龄增长而上升，从 55～64 岁年龄组的 18.2% 升至 75 岁以上年龄组的 42.5%。随着我国老龄化的来临，退行性瓣膜病在未来会逐渐成为我国人群瓣膜性心脏病的构成主体。

4.6.3 结构性心脏病的临床表现

结构性心脏病可出现负荷能力下降、胸痛、皮肤青紫、咳嗽、咳血、

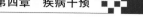

心绞痛等症状；心力衰竭，多为结构性心脏病的晚期表现，可分为左心衰竭、右心衰竭与全心衰竭。

4.6.4 结构性心脏病的诊断方法

1. 胸部 X 线检查　普通胸部 X 线检查心影可示各房室大小是否正常。
2. 心电图检查　心电图表现变化多端，可并发心律失常。
3. 超声心动图　是临床最主要且具有确诊价值的无创诊断方法，可观察心脏各房室大小、房室壁及心脏瓣膜厚度、间隔缺损情况、心脏邻近大血管走行情况等，也可定量测定瓣口面积，计算血液流通情况。
4. 核磁共振成像　对于左室整体功能的评价，心脏磁共振比超声心动图结果更准确可靠，各种解剖结构异常可进一步清晰显示。
5. 心导管检查　用于先天性心脏病诊断，也可用于拟经手术治疗的心脏瓣膜病患者。

4.6.5 结构性心脏病易患人群的筛查与管理

4.6.5.1 结构性心脏病易患人群的筛查

导致先心病的病因包括家族遗传、母体环境和胎儿自身等多种因素。先心病的早期可能没有明显症状，不同患儿病情会有不同的症状及严重程度，从呼吸、心跳、面色等多方面对患儿进行密切的观察，一旦吃奶时呼吸急促、全身青紫，及时就医。

心脏瓣膜病症状无特异性，疾病早期、瓣膜轻中度损害时，患者多无症状，因此误诊率、漏诊率较大。有几类人群是患病的高风险人群，应对这些人群尽早筛查：①60 岁以上的老年人；②高血压；③既往有心脏病史；④患有风湿热；⑤有家族遗传史。

对疑似先心病、心脏瓣膜病的高风险人群，或者疑似出现相关临床症状的患者及时到医院检查。通过医师听诊，辅助 X 线胸片、心电图、超声心动图等检查就可确诊。

4.6.5.2 结构性心脏病患者的管理

危重先心病需要立即甚至在新生儿期就要治疗。对于简单的先心病，如出现右心室容量负荷升高的症状时及时治疗。瓣膜性心脏病是否需要手术或介入治疗，需从两个方面进行评估：①瓣膜病是否引起了心脏扩大？是否发生了心衰？②瓣膜病的狭窄或反流的严重程度。

无心脏扩大，或虽有心脏扩大但病变程度较轻的瓣膜病，可以暂不手术、进行观察。如瓣膜病变严重，引起血流动力学障碍、心功能受损或心脏增大，需考虑手术或介入治疗。

建议确诊结构性心脏病的患者到医院专科进行评估，未达到手术干预指征的患者由基层医师进行管理。管理内容包括：①每3~6个月记录患者临床症状、体征；②每6~12个月复查心脏超声，监测瓣膜、心脏结构等变化情况等检查；③一旦出现呼吸困难、下肢水肿等心衰相关临床症状，或心脏扩大、瓣膜病变程度加重，及时转诊。

4.6.6 结构性心脏病的治疗

结构性心脏病的治疗主要包括药物治疗、外科手术治疗和介入治疗。其中，介入治疗已成为结构性心脏病最重要的发展方向。

4.6.6.1 药物治疗

先心病药物治疗的目的是缓解症状、减缓病情发展进程，并不能治愈先心病。洋地黄、利尿剂主要应用于先心病患儿出现心力衰竭时的缓解治疗。血管扩张剂，包括 ACEI、CCB、前列环素类药物等，主要是针对肺动脉高压的治疗，目的是促使肺动脉压力降低，确保患儿心排血量增加。

心脏瓣膜病是一种解剖形态学上的改变，通常情况下无法通过药物治疗来根治，药物治疗主要用于纠正心衰及其诱因，改善患者临床症状；若患者伴有原发病，需要继续长期用药，控制相关指标，延缓病情发展。

4.6.6.2 介入和外科手术治疗

4.6.6.2.1 先天性心脏病

外科开放手术为目前治疗先心病的主要手段。近年来，随着介入技术与器械的不断发展，介入治疗已成为先心病不可或缺的重要组成部分。大多数常见先天性心脏病可通过经皮介入治疗取得良好效果。常见先心病及介入治疗见表 4-6-1[4]。

表4-6-1 常见先心病及介入治疗

介入治疗	先天性心脏病
经皮房间隔缺损介入封堵术	ASD
经皮卵圆孔未闭介入封堵术	PFO
经皮动脉导管未闭介入封堵术	PDA
经皮室间隔缺损介入封堵术	膜周部和肌部 VSD
经皮肺动脉瓣球囊成形术	PVS

注：ASD 为房间隔缺损；PFO 为卵圆孔未闭；PDA 为动脉导管未闭；VSD 为室间隔缺损；PVS 为肺动脉瓣狭窄。

4.6.6.2.2 瓣膜性心脏病

传统外科手术是治疗心脏瓣膜病的主要手段，但是需要开胸、体外循环、心脏停搏等，对于高龄、有开胸病史、心肺功能差等患者来说手术风险高，许多患者无法接受手术。近年来，心脏瓣膜病的介入治疗技术井喷式发展，取得了重大突破。与外科手术相比，介入治疗无须开胸，不需要体外循环和心脏停搏，创伤小、术后恢复快，逐渐成为一种广泛应用的标准化手术。常见瓣膜病及介入治疗见表4-6-2。

表4-6-2 常见瓣膜病及介入治疗

介入治疗	瓣膜病
经导管主动脉瓣置换术（TAVR）	AR，AS
经皮二尖瓣球囊成形术（PMBV）	MS
经导管二尖瓣缘对缘修复术（TEER）	MR
经导管三尖瓣置换术（TTVR）	TR
经导管肺动脉瓣置换术（TPVR）	肺动脉瓣反流

注：AR 为主动脉瓣关闭不全；AS 为主动脉瓣狭窄；MS 为二尖瓣狭窄；MR 为二尖瓣反流；TR 为三尖瓣反流。

4.6.7 术后管理及随访

4.6.7.1 术后管理

4.6.7.1.1 术后抗栓治疗

TAVR、TEER、TTVR 及 TPVR 术后均须根据患者个体情况进行抗凝或抗血小板治疗[5-8]。详细方案见抗栓治疗相关章节。

4.6.7.1.2 术后抗心律失常治疗

TAVR 术后可出现房室传导阻滞（atrioventricular block，AVB）及术后新发心房颤动等[9,10]，治疗建议如下：

①术后高度 AVB：观察 1~2 周，如未见好转，建议植入永久起搏器。迟发性 AVB 可视心律情况行永久起搏器植入。

②TAVR 术后新发心房颤动：以药物控制心室率为主，同时给予规范抗凝治疗。心悸、胸闷等症状较明显、药物控制不佳者，后期可行射频消融治疗。

4.6.7.2 术后随访

①随访时间：患者出院后第 1、第 3、第 6、第 12 个月，之后可每年随访复查 1 次。

②随访内容：临床症状、体征。

③主要检查内容：心电图、心脏超声、胸片、血液化验（血常规，尿常规，肝功能，肾功能，心肌损伤标志物）。口服抗凝药物者，注意监测凝血相关指标。

（刘丽芳）

参考文献

扫码查看参考文献

第七节　睡眠呼吸暂停低通气综合征

4.7.1　概述

睡眠呼吸暂停低通气综合征（sleep apnea hypopnea syndrome，SAHS）是指在连续 7 h 睡眠中发生 30 次以上的呼吸暂停，每次气流中止≥10 s，或平均每小时低通气次数（呼吸紊乱指数）超过 5 次，引起慢性低氧血症、高碳酸血症、睡眠中断，从而使机体发生一系列病理生理改变的临床综合征。SAHS 可分为阻塞型睡眠呼吸暂停低通气综合征（obstructive sleep apnea hypopnea syndrome，OSAHS）、中枢型睡眠呼吸暂停综合征（central sleep apnea syndrome，CSAS）、混合型睡眠呼吸暂停综合征（mixed sleep apnea syndrome，MSAS）三种类型，临床上以 OSAHS 最为常见。

目前普遍认为 SAHS 是一种全身性疾病，是高血压的独立危险因素，与冠心病、心力衰竭、心律失常、糖尿病、卒中等疾病密切相关，同时又是引起猝死、道路交通事故的重要原因，因而是一个严重的社会问题。国外资料显示，SAHS 患者中高血压的患病率为 45%～48%，未经治疗的重度 SAHS 患者 5 年病死率高达 11%～13%[1]。SAHS 是一种严重危害人类健康的疾病，全社会必须高度重视它的早期诊断、治疗和预防。

4.7.2　诊断

4.7.2.1　SAHS 相关术语定义[2-5]

1. 低通气（hypopnea）指睡眠过程中口鼻呼吸气流较基线水平降低≥30% 并伴有动脉氧饱和度（arterial oxygen saturation，SaO_2）下降≥3%，持续时间≥10 s；或者伴有微觉醒，持续时间≥10 s。

2. 呼吸紊乱指数又称呼吸暂停低通气指数（apnea hypopnea index，AHI），指平均每小时睡眠中，呼吸暂停合并低通气次数之和。

4.7.2.2　危险因素[3]

1. 肥胖　BMI≥28.0 kg/m^2。
2. 年龄　成年后随年龄增长患病率增加，女性绝经期后患病率增加。
3. 性别　女性绝经前发病率显著低于男性，绝经后与男性无显著差异。

4. 上气道解剖异常　包括鼻腔阻塞、Ⅱ度以上扁桃体肥大、软腭松弛、悬雍垂过长或过粗、咽腔狭窄、咽部肿瘤、咽腔黏膜肥厚、舌体肥大、舌根后坠、下颌后缩及小颌畸形、颈短等。

5. 家族史　部分患者具有明显家族遗传倾向。

6. 长期吸烟。

7. 长期大量饮酒和（或）服用镇静、催眠或肌肉松弛类药物。

8. 其他相关疾病　包括甲状腺功能减退、肢端肥大症、垂体功能减退、心功能不全、脑卒中、淀粉样变性、声带麻痹、胃食管反流病及神经肌肉疾病（如帕金森病）等。

4.7.2.3　病史

打鼾、呼吸暂停、夜间窒息或憋气、白天嗜睡、日间困倦或思睡、夜尿增多、白天头痛、易醒/失眠、记忆力减退、注意力和白天警觉性下降、性功能障碍等。可使用根据 STOP-Bang 问卷进行危险分层（表 4 – 7 – 1）[6]。

表 4 – 7 – 1　STOP-Bang 问卷

问题	是 （1分）	否 （0分）
1. 打鼾：您睡眠鼾声很大吗（比普通说话声音大，或者透过关闭的门可以听到）		
2. 乏力：您常常觉得疲倦、乏力，或者白天昏昏欲睡吗？		
3. 目击呼吸暂停：有人看到您睡眠时呼吸停止吗？		
4. 血压：您以前有高血压或正在接受高血压治疗吗？		
5. BMI：$> 35.0 \ kg/m^2$ 吗？		
6. 年龄：> 50 岁吗？		
7. 颈围：$> 40 \ cm$ 吗？		
8. 性别：是男性吗？		

注：总分≥3 分为阻塞性睡眠呼吸暂停高危，＜3 分为阻塞性睡眠呼吸暂停低危。

4.7.2.4　嗜睡程度评估

采用 Epworth 嗜睡量表（epworth sleepiness scale，ESS）进行评估（表 4 - 7 - 2）。评分 1 ~ 8 分为正常，9 ~ 15 分为嗜睡，16 ~ 24 分为过度嗜睡。

表 4 - 7 - 2　Epworth 嗜睡量表

在以下情况有无嗜睡发生	从不 （0）	很少 （1）	有时 （2）	经常 （3）
坐着阅读时				
看电视时				
在公共场所坐着不动时（如在剧场或开会）				
长时间坐车中间不休息时（超过 1 h）				
坐着与人谈话时				
饭后休息时（未饮酒时）				
开车等红绿灯时				
下午静卧休息时				

注：评分 ≥ 9 分考虑存在日间嗜睡。

4.7.2.5　筛查对象

建议对具有 OSAHS 典型症状、体征、相关合并疾病（高血压、冠心病、心律失常、心力衰竭、肺动脉高压、糖尿病、脑血管疾病、认知功能障碍、心境障碍等）以及围手术期的 OSAHS 高危人群进行筛查。对不具备典型症状的和（或）自己未意识到 SAHS 症状的高危人群也应进行筛查。对于一些 SAHS 可能危及公共安全的职业人群，如职业司机、飞行员、消防员、从事危险工作（如高空作业、伐木等）均应进行 SAHS 筛查。

具有下列任何一项及以上的危险因素者，即为 SAHS 高危人群：①性别：中老年男性和绝经后女性；②具有典型 SAHS 症状；③具有明显的 SAHS 体征；④存在 SAHS 相关合并疾病；⑤一级亲属中有 SAHS 患者。

4.7.2.6　辅助检查[1]

1. 初筛　采用便携式睡眠监测仪进行初筛。主要监测 SpO_2、口鼻气流、胸腹运动。适用于基层医院或由于睡眠环境改变、导联连接后影响睡眠的患者、病重的患者。此外还可用于随访疗效。

2. 确诊　多导睡眠图（polysomnography，PSG）监测是目前诊断 SAHS 的"金标准"。

3. 影像学检查　①头颅 X 线检查。②上气道 CT 检查：对上呼吸道狭窄部位进行定位。

4. 心电图、24 h 动态心电图和动态血压检查。

5. 其他实验室检查　血红细胞计数、血糖、血脂、血气分析、甲状腺功能。

4.7.2.7　简易诊断

适用于缺乏专门诊断仪器的单位。

1. 诊断标准

1）至少具有 2 项主要危险因素。

2）打鼾、夜间呼吸不规律或有憋气和憋醒（观察时间 > 15 min）。

3）夜间睡眠节律紊乱，特别是频繁觉醒。

4）白天嗜睡（ESS 评分≥9 分）。

5）SpO_2：监测趋势图可见典型变化、氧减指数（oxygen desaturation index，ODI）> 10 次/h。

6）引起 1 个及以上重要器官损害。

符合以上 6 条者即可做出初步诊断[7]。

2. 家庭睡眠呼吸暂停监测（home sleep apnea test，HSAT）检查

经全面、综合的临床睡眠评估，如怀疑有 SAHS，在全面评估基础上 HSAT 可代替标准 PSG 用于高度疑为中、重度 SAHS 患者的诊断[8,9]。

4.7.2.8　分度

根据 AHI 和夜间最低 SpO_2，将 OSAHS 分为轻、中、重度，其中以 AHI 作为主要判断标准，夜间最低 SpO_2 作为参考（表 4 - 7 - 3）。

表 4 - 7 -3　成人 OSAHS 病情严重程度分度

程度	呼吸暂停低通气指数（次/h）	最低血氧饱和度（%）
轻度	5 ~ <15	85 ~ 90
中度	15 ~ <30	80 ~ <85
重度	≥30	<80

注：OSAHS 为阻塞型睡眠呼吸暂停低通气综合征。

4.7.3　治疗

OSAHS 是一种慢性疾病，应进行长期、多学科、个体化的综合管理。治疗策略包括改善生活方式、内科治疗和外科治疗。

4.7.3.1　治疗目标

改善睡眠呼吸暂停，纠正睡眠期间低氧，优化睡眠结构，提高睡眠质量和生活质量，降低 OSAHS 的相关合并症的发生率和病死率。

4.7.3.2　治疗方案

1. 危险因素控制　生活方式改良是治疗的基础[10]。

1）减重　推荐鼓励所有超重患者（BMI≥24 kg/m^2）减重，可通过控制饮食，加强运动等非手术治疗。肥胖患者，根据其不同病情，必要时也可选择手术治疗方式减重（Ⅰ，B）。

2）推荐 SAHS 患者戒烟（1B）、戒酒、慎用镇静催眠等可引起或加重OSAHS 的药物（Ⅱ，D）。

3）建议避免日间过度劳累，避免睡眠剥夺（Ⅱ，B）。

2. 病因治疗　纠正引起 SAHS 或使之加重的基础疾病。

3. 体位治疗　侧卧位睡眠，应对患者进行体位睡眠教育和培训（Ⅱ，C）。

4. 无创气道正压通气（Non Invasive Positive Pressure Ventilation，NPPV）是成人 OSAHS 患者的首选和初始治疗手段[3,11,12]。

NPPV 模式选择：①持续正压通气（continuous positive airway pressure，CPAP）为一线治疗手段，包括合并心功能不全者（I，A）；②自动持续气道正压通气（Auto CAPA，APAP）适用于 CAPA 不耐受者、饮酒后 SAHS、体位及睡眠时相相关 SAHS、体质量增减明显的患者（I，B）；③双水平气道正压通气（bilevel or biphasic positive airway preassure，BiPAP）适用于 CPAP 治疗压力超过 15 cmH_2O（1 $cmH_2O = 0.098$ kPa）、不能耐受 CPAP 者以及合并慢性阻塞性肺病、神经肌肉疾病及肥胖低通气综合征（I，B）。

目前，由于国内尚缺少呼吸治疗师，大多数睡眠中心缺乏专业的睡眠技师团队，学科建设相对滞后，加之家庭无创通气的购买尚未纳入处方管理，需要从应用技术层面对以下方面进行进一步规范：明确适应证，选择合适的通气模式，进行压力滴定和设置参数，处理不良反应，提高治疗依从性和长期随访管理等。

此外，必须在医师或专业技术人员指导下使用呼吸机和调整治疗参数。必须由授权工程师进行呼吸机的检修。必须告知患者呼吸机的日常操作、使用注意要点和清洁保养事项。酌情更换空气过滤膜。

5. 氧疗　CPAP 治疗消除所有呼吸事件后，若 SaO_2 仍有较大波动，尤其是在睡眠期 $SaO_2 \leqslant 88\%$，可辅助氧疗（Ⅱ，B）[12]。

6. 口腔矫治器　适用于单纯鼾症及轻中度的 SAHS 患者，特别是有下颌后缩者（I，A）。对于不能耐受 CPAP、不能手术或手术效果不佳者可以试用，也可作为 CPAP 治疗的补充或替代治疗措施（I，A）。口腔矫治器为长期医疗过程，推荐制定长期复诊方案（I，B）。

7. 外科治疗　适合于上气道阻塞导致 OSAHS 的患者。可依据病变部位行不同手术方案，包括：鼻腔手术、扁桃体及腺样体切除术、悬雍垂腭咽成形术、软腭植入术、舌根及舌骨手术、舌下神经刺激治疗、牵引成骨术、单颌手术等。但需严格掌握手术适应证。通常手术不宜作为本病的初始治疗手段[13]。

8. 合并症的治疗

1）脑卒中　由于卒中部位累及脑干腹侧呼吸相关神经元时可引起运动神经支配咽喉肌功能异常等因素，导致卒中后 SAHS 发生或既往 SAHS 加重，积极对 SAHS 的干预可促进卒中恢复，降低卒中复发风险[14]。建议针对卒中高危患者进行常规 SAHS 评估和管理（I，A）。目前对卒中患者的干预主要采取体位干预和 CPAP（I，B）。体位性 SAHS 或轻 – 中度 SAHS 或不耐受/不接受 CPAP 治疗的患者，进行睡眠体位指导（I，B）。对于中重度 SAHS 患者、体位指导无效时，CPAP 是治疗卒中相关 SAHS 的一线方法（I，B）[14]。

2）高血压 SAHS 可导致或加重高血压，与高血压的发生发展成正相关。CPAP 不仅是治疗 SAHS 的有效办法，还可以降低患者血压水平和睡眠期间交感神经兴奋性，降低患者 24 小时平均血压水平[15]。

3）其他心血管病 SAHS 患者中主动脉夹层、心力衰竭、心律失常、心肌缺血、心肌梗死、肺动脉高压等发生率均高于普通人群，通过体位指导或 CPAP 等有效治疗后，心血管事件发生率均可下降[16]。

4）失眠 临床上以 SAHS 症状为主诉就诊的患者中 39% ~ 68% 同时患有失眠[17]，以失眠就诊的患者中约 1/2 经睡眠呼吸监测后确诊为 SAHS[18]。建议对 SAHS 继发性失眠患者推荐使用 CPAP 治疗（I，B），建议失眠治疗在 CPAP 治疗前进行（Ⅱ，C）。推荐使用非苯二氮䓬类药物中的唑吡坦和右佐匹克隆，常规剂量使用可改善睡眠质量同时不恶化 SAHS 患者的 AHI 和最低 SaO_2（I，A）[13]。

4.7.3.3 转诊指征及目的

1. 指征 ①怀疑为 OSAHS 而不能确诊者。②诊断不明确或需进一步鉴别诊断者。③合并严重的心脑血管疾病者。④可疑神经肌肉疾病者。⑤严重睡眠障碍者。⑥需要进行无创通气治疗、佩戴口腔矫治器、外科手术者。

2. 目的 ①整夜 PSG 监测：一般需要整夜≥7 h 的睡眠监测。②夜间分段 PSG 监测：在同一天晚上的前 2 ~ 4 h 进行 PSG 监测，之后进行 2 ~ 4 h 的 CPAP 压力调定。

4.7.4 预防[13]

4.7.4.1 一级预防

针对打鼾者进行戒烟、戒酒、体重管理、睡眠卫生教育等措施。

4.7.4.2　二级预防

针对 OSAHS 高危人群，早发现、早诊断、早治疗，阻止 OSAHS 发展为中重度。

4.7.4.3　三级预防

积极治疗 OSAHS，减少疾病带来的不良作用，预防并发症，治疗合并症，提高患者的生活质量。

4.7.5　随访评估

4.7.5.1　病情随访

确诊为 OSAHS 的患者若未接受积极的治疗，应注意患者夜间鼾声的变化，有无憋气及白天嗜睡等病情变化的情况。

4.7.5.2　无创气道正压通气

对明确诊断并接受无创气道正压通气治疗的患者，建议在睡眠医学专科或已开展睡眠诊疗的基层医疗机构进行定期随访。分别在使用的 1～2 周，1、3、6 个月及以后每年 1 次进行随访。初始治疗阶段进行门诊或远程监测和随访，包括监测症状改善、治疗依从性、残余 AHI、漏气量、呼吸事件及调整治疗参数等。

4.7.5.3　口腔矫治器及外科手术

治疗后的第 3 个月和第 6 个月应复查 PSG，以了解其疗效，对于不能耐受或效果不佳的患者应更改治疗方案，如 CPAP 等。

4.7.6　健康教育

注意无创通气治疗的不良反应，处理鼻部阻力增加的原因，选择合适的面罩和合理的工作模式，对患者和家属进行疾病诊治相关知识的宣教，进行适当的精神心理干预，加强家庭和社会的支持，提高患者的依从性。

教育患者和家属了解 OSAHS 的发病机制和危害，增强治疗信心。积

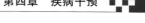

极减重、戒烟酒、调整睡眠体位等，强调健康生活方式的重要性。指导患者学会并坚持使用呼吸机治疗。

（韩英）

参考文献

扫码查看参考文献

第五章 其他关注事项

第一节 抗凝治疗

5.1.1 血栓性疾病的分类（根据发生部位）

1. 动脉血栓性疾病，主要包括冠状动脉疾病、脑卒中、外周动脉血栓栓塞症。

2. 静脉血栓性疾病，主要包括深静脉血栓形成、肺动脉血栓栓塞。

3. 心腔内血栓等。

抗栓药物治疗包括抗凝药物及抗血小板药物，是急慢性血栓性疾病治疗的重要手段（图5-1-1）。

本节重点阐述心血管病治疗中所使用的抗凝药物。

1. 按照作用机制不同，抗凝药物分为4大类：VKA、肝素类、直接凝血酶抑制剂及Xa因子抑制剂。

2. 根据给药途径的分类

（1）肠外抗凝药物：包括普通肝素、低分子量肝素（low molecular weight heparin，LMWH）、间接Xa因子抑制剂磺达肝癸钠和直接凝血酶抑制剂比伐芦定[1]。

（2）OAC：包括维生素K拮抗剂华法林和NOAC阿哌沙班、利伐沙班、艾多沙班和达比加群酯[2]。利伐沙班、阿哌沙班均为高度选择性、可逆性的直接Xa因子抑制剂，可抑制游离和血凝块内的Xa因子，而不影响已生成凝血酶的酶活性。达比加群酯是直接凝血酶抑制剂，直接并可逆地与凝血酶催化位点结合，从而阻断纤维蛋白原转化为纤维蛋白。常用抗栓药物药代动力学特点见表5-1-1。

5.1.2 冠状动脉粥样硬化性心脏病的抗凝治疗

5.1.2.1 ACS的抗凝治疗

ACS患者直接PCI和溶栓后PCI围术期抗凝治疗的总体原则是所有

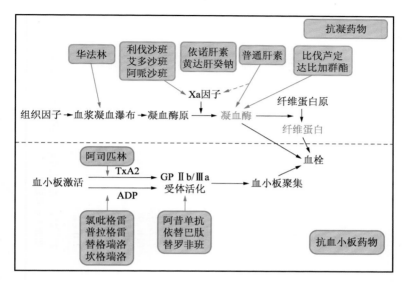

注：TxA2 为血栓素 A2；ADP 为二磷酸腺苷；GP Ⅱb/Ⅲa 受体为血小板糖蛋白 Ⅱb/Ⅲa 受体。

图 5-1-1　抗栓药物及其作用靶点

STEMI 患者一经诊断，应尽早启动抗凝联合抗血小板治疗。根据部分 APTT 调整普通肝素剂量。

5.1.2.2　慢性冠脉综合征

CCS 包括慢性稳定性劳力性心绞痛、ACS 后稳定期、无症状型心肌缺血、冠脉痉挛或微循环障碍所致心绞痛及新发心衰或左心室功能障碍怀疑为冠心病所致等。2023 年《老年慢性冠脉综合征高危患者抗栓管理中国专家共识》中分别定义了高危缺血风险 CCS（表 5-1-2）及高危出血风险 CCS（表 5-1-3），并强调个体化评估 CCS 患者缺血、出血风险并给予适当方案的治疗。临床上常用 GRACE 评分进行缺血危险分层。ACS 出血风险评估可用 CRUSADE 评分，目前欧洲 NSTE-ACS 指南主要推荐其用于 PCI 术后出血风险预测。2017 年欧洲心脏病协会冠心病双联抗血小板治疗指南

表 5-1-1 常用抗凝药物药代动力学特点

药物类别	药物名称	代谢途径	半衰期	透析能否清除
维生素 K 拮抗剂	华法林	肝脏代谢，92% 经肾脏清除	20～60 h	否
直接 Xa 因子抑制剂	利伐沙班	66% 经肾脏，28% 经粪便	5 h	否
	阿哌沙班	大多数经粪便，27% 经肾脏	12 h	透析清除率约为 14%
	艾多沙班	50% 经肾脏	10～14 h	否
	达比加群酯	>80% 经肾脏	12～17 h；血液透析患者为 34.1 h	能，透析 4 h 清除率为 57%
直接凝血酶抑制剂	阿加曲班	肝脏代谢，经粪便清除	39～51 min	能，透析 4 h 清除率 20%
	比伐卢定	20% 经肾脏	25 min；GFR 30～59 mL/min 时为 34 min；GFR 10～29 mL/min 时为 57 min	能，透析 4 h 清除率 25%
肝素类药物	肝素	肾脏	60～90 min	否
	低分子肝素	肾脏	2.0～4.5 h	否
	磺达肝癸钠	肾脏	17～21 h，老年人及肾功能不全者延长	透析清除率为 20%

注：GFR 为肾小球清除率。

推荐 PRECISE-DAPT 评分用于单纯药物治疗 ACS 患者出血风险评估。

表 5 - 1 - 2 　高危缺血风险相关因素

疾病相关因素	病变相关因素	支架相关因素
复发性心肌梗死病史 难治性高血压 需药物治疗的糖尿病 多血管疾病[a] 左心室射血分数≤40% 肌酐清除率为 15~60 mL/min 的慢性肾脏疾病	抗血小板过程中出现支架 血栓病史 仅存的单支血管支架植入 弥漫性多支病变[b] 左主干病变 植入≥两个支架的分叉病变 CTO 病变介入治疗 需要旋磨的钙化病变 桥血管介入治疗	至少植入了 3 个支架 至少治疗了 3 个病变 支架总长度＞60 mm 第一代药物洗脱支架 支架内再狭窄 支架膨胀不全 支架血管直径≤2.5 mm

注：CTO 为慢性全闭塞。

[a] 冠状动脉疾病合并以下至少一处动脉疾病，包括主动脉、脑动脉、胃肠道、下肢、上肢或肾脏血管床。

[b] ≥2 条且狭窄程度＞50% 的主要心外膜冠状动脉。

表 5 - 1 - 3 　高危出血风险相关因素

疾病相关因素	病变相关因素	手术相关因素
未控制的高血压（≥180/120 mmHg） 贫血（Hb＜110 g/L） 中度至重度血小板减少症（＜100×10^9/L） 6 个月内自发性出血［需要住院治疗和（或） 输血］ 慢性出血性疾病 严重的或终末期慢性肾脏病［eGFR＜30 mL/ (min · 1.73 m^2)］ 曾有颅内出血 12 个月内外伤性颅内出血 已知的脑动静脉畸形 6 个月内缺血性卒中 6 个月内胃肠道大出血 肝硬化伴门静脉高压 12 个月内活动性恶性肿瘤	在抗血小板或抗凝 治疗过程中出现临 床意义上的明显 出血 同时使用口服抗凝 剂，长期使用非甾 体抗炎药及类固醇 药物	在双联抗血小板 治疗期间计划进 行的重大手术 30 天内的重大手 术/外伤

注：Hb 为血红蛋白；eGFR 为估测肾小球滤过率。

对于 CCS 高危缺血风险患者，即使标准二级预防治疗仍有较高的残余心血管风险；对于非高危出血风险者，越来越多的研究支持在阿司匹林基础上联合 P2Y$_{12}$ 受体拮抗剂进行 DAPT 治疗。此外，有研究显示阿司匹林联合利伐沙班 2.5 mg bid 双通路抗栓（dual pathway inhibition, DPI）治疗能够显著降低高危缺血风险 CCS 的主要不良心血管事件（major adverse cardiovascular events, MACEs），并具有明显的净临床效益（表 5-1-4）。

表 5-1-4　高危缺血且非高危出血风险的 CCS 患者在阿司匹林
75~100 mg/d 治疗基础上加用第 2 种抗栓药物的治疗选择

方案	药物选择	剂量
DPI	利伐沙班	2.5 mg bid
DAPT	氯吡格雷	75 mg qd
	普拉格雷	10 mg qd（体重 <60 kg 或年龄 >75 岁，予 5 mg/d）
	替格瑞洛	60 mg bid

注：DPI 为双通路抗栓；DAPT 为双联抗血小板治疗；bid 为 1 天 2 次；qd 为 1 天 1 次。

5.1.3　需长期口服抗凝药的心血管病患者的抗栓治疗建议

对于需长期口服抗凝药的冠状动脉造影明确的冠心病患者（如合并房颤 CHA$_2$DS$_2$-VASc 评分≥2 分、近期发生静脉血栓栓塞症、左心室血栓或机械瓣膜），建议口服抗凝药与抗血小板药物联合使用。静脉血栓栓塞症（venous thromboembolism, VTE）是指包括深静脉血栓形成（deep vein thrombosis, DVT）和肺动脉血栓栓塞症（pulmonary thromboembolism, PTE）在内的一组疾病。VTE 抗凝治疗主要包括低分子肝素、华法林及 NOACs。

5.1.3.1　冠心病合并心房纤颤

5.1.3.1.1　接受经皮冠脉介入（PCI）治疗者

冠心病和（或）拟接受 PCI 治疗且合并非瓣膜性房颤患者的抗凝管理推荐"4 步走"[3]（图 5-1-2），其中房颤相关血栓风险采用 CHA$_2$DS$_2$-VASc 评分（详见第四章第二节脑卒中附录 13），相关出血风险采用 HAS-BLED 评分（详见第四章第二节脑卒中附录 14）。

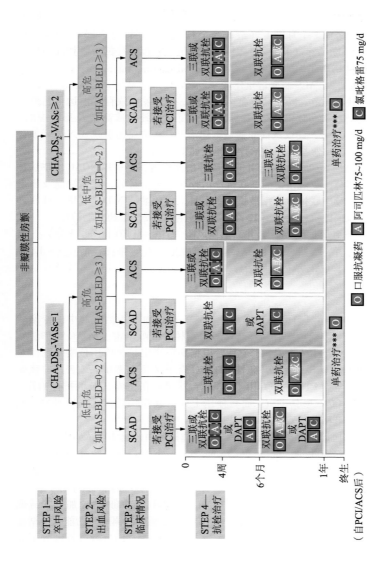

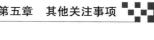

图 5－1－2 非瓣膜性房颤合并冠心病和（或）拟接受经皮冠脉介入治疗患者的抗凝管理

SCAD 为稳定性冠心病；ACS 为急性冠脉综合征；PCI 为经皮冠状动脉介入治疗；DAPT 为双联抗血小板治疗。

在因 ACS 或其他解剖/手术特征而处于大于出血风险的高缺血风险的患者中，应考虑 1 个月以上（最长 6 个月）的阿司匹林、$P2Y_{12}$ 受体拮抗剂和 OAC 三联治疗（Ⅱa，B）。接受双联抗血小板治疗的患者如加用华法林时应控制 INR 在 2.0 ~ 2.5。

5.1.3.1.2　ACS 非血运重建者

对于缺血低危、既往已行血运重建者、伴并发症或存在血运重建禁忌证（如复杂冠状动脉病变/合并糖尿病、慢性肾脏病或高龄及身体虚弱）的部分 ACS 患者，建议选择非血运重建治疗。而非血运重建 ACS 患者如合并房颤需长期口服抗凝药物治疗的建议如下：

（1）高缺血风险 ACS 合并非瓣膜性房颤患者，在应用 NOAC 或华法林联合阿司匹林、氯吡格雷的三联抗栓治疗至少 1 个月后，权衡缺血及出血风险后可持续三联抗栓治疗最长至 6 个月，之后继续 NOAC 或华法林联合氯吡格雷双通路抗栓治疗至 12 个月，其后给予 OAC 单药长期治疗。

（2）非血运重建 ACS 合并高出血风险（HAS-BLED 评分≥3 分）非瓣膜性房颤患者，起始可给予 OAC 联合氯吡格雷双通路抗栓治疗 3 ~ 12 个月，其后给予 OAC 单药长期治疗。

5.1.3.2　ACS 合并静脉血栓栓塞症（VTE）

（1）2018 年《急性冠脉综合征特殊人群抗血小板治疗的中国专家建议》建议药物溶栓治疗后，可选择阿司匹林 + 氯吡格雷 + NOAC 或华法林三联抗栓治疗至少 3 个月，3 个月后根据病情决定是否停用抗凝治疗。对于拟行 PCI 的 ACS 患者合并急性 PTE：①除非紧急支架植入，否则应优先按指南处理急性 PTE，并联用阿司匹林，尽可能在完成 PTE 的抗栓治疗 3 个月后再行 PCI。②短期（4 周）使用上述三联疗法后，可选择 NOAC 或华法林 + 氯吡格雷的双联疗法至 12 个月。

（2）非血运重建 ACS 合并 VTE，可选择阿司匹林 100 mg/d 及氯吡格雷（负荷剂量 300 mg，维持剂量 75 mg/d）及 NOAC 或华法林三联抗栓治疗至少 3 个月，3 个月后根据病情决定是否停用抗凝治疗。若为高出血风险者，起始可给予 NOAC 或华法林联合氯吡格雷的双通路抗栓治疗。

（3）对于非肿瘤相关 VTE，初始抗凝推荐利伐沙班/达比加群酯或低分子肝素，NOAC 优于 VKA。在应用 NOACs 之前应检测肝肾功能，根据建议调整剂量。对于肿瘤相关 VTE，目前初始抗凝及长期抗凝推荐低分子肝素。临床常用抗凝治疗方案见表 5 - 1 - 5。

表 5 - 1 -5　静脉血栓栓塞症常用抗栓方案

抗凝方案	剂量
肝素 + 华法林桥接方案	华法林 2.5 ~ 6.0 mg qd，初始需与肝素（普通肝素或 LMWH）重叠。2 ~ 3 天测定 INR，直至 INR 达到治疗目标（2.0 ~ 3.0）且持续 24 h 后，停用肝素，维持华法林治疗
利伐沙班单药治疗	前 3 周 15 mg bid，第 3 周至 6 个月 20 mg qd[a]，6 个月后 10 mg qd（对于 VTE 高复发风险者可给予 20 mg qd[b]）
肝素 + 艾多沙班桥接方案	初始肝素皮下注射 5 ~ 10 d，继之以艾多沙班 60 mg qd[a]
肝素 + 达比加群酯桥接方案	初始肝素皮下注射 5 ~ 10 d，继之以达比加群酯 150 mg bid[a]

注：LMWH 为低分子肝素；INR 为凝血酶原国际标准化比值；VTE 为静脉血栓栓塞症；qd 为每天 1 次；bid 为每天 2 次。

[a] 需要根据肾功能不全的程度调整剂量，详见单个产品标签。

[b] 有复杂并发症的患者或患者在接受利伐沙班 10 mg qd 时出现复发性 VTE。

5.1.3.3　经导管主动脉瓣植入术后抗栓治疗

随着结构性心脏病介入治疗的日渐增多，经导管主动脉瓣植入（transcatheter aortic valve implantation，TAVI）术后抗凝治疗亦引起广泛关注。

TAVI 围术期及术后早期，血栓、瓣膜组织和异物移位等因素可导致卒中发生，其发生率为 1% ~ 8%。TAVI 晚期发生卒中主要是血栓栓塞，主要是 TAVI 瓣膜血栓形成或由房颤引起。此外，TAVI 术后第 1 年内 3% ~ 11% 的患者会发生危及生命和致残性的重大出血。因此 TAVI 治疗既存在较高的血栓风险，也具有潜在出血风险，应谨慎评估。2021 年 ESC 发布经导管主动脉瓣植入患者抗栓治疗管理共识，在 TAVI 术前、围术期及术后给出最佳抗栓建议（图 5 - 1 -3），具体如下：

1. TAVI 术前　必须评估出血风险；对于无 OAC（包括 VKA 及 NOACs）抗凝治疗指征的患者，术前给予低剂量阿司匹林治疗，若阿司匹

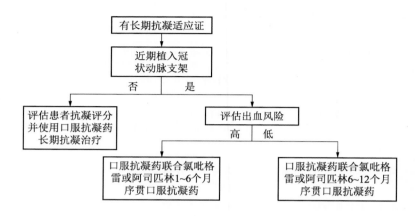

图 5－1－3　有长期抗凝适应证患者经导管主动脉瓣
植换术后的抗栓策略

林存在禁忌，应使用氯吡格雷替代。

2. TAVI 期间　OAC 抗凝治疗持续或中断应个体化。当继续 VKA 时，INR 应维持在治疗下限。OAC 治疗患者不需要额外的阿司匹林。TAVI 期间普通肝素治疗需要监测全血活化凝固时间（activated clotting time, ACT），维持 ACT 在 250～300 s。存在普通肝素禁忌证的患者可使用比伐芦定作为替代药物。为预防血管通路部位并发症和出血，可于闭合前在 ACT 指导下使用硫酸鱼精蛋白来逆转抗凝治疗。对于卒中高风险患者，考虑使用栓塞保护装置。

3. TAVI 术后：必须定期重新评估出血风险。

（1）无 OAC 指征的情况下，首先选择低剂量阿司匹林。

（2）有 OAC 指征时，可选择 VKA 或 NOAC。

（3）当在 TAVI 前 3 个月内接受过冠状动脉支架植入，应考虑在 TAVI 围术期继续使用指定的 DAPT 或 OAC 加氯吡格雷治疗。

（4）冠状动脉支架植入术后存在高出血风险者，若接受 DAPT 治疗，则治疗时间应缩短，建议 CCS 患者 DAPT 时间为 1～3 个月，ACS 患者为 3～6 个月。若接受 OAC 加氯吡格雷治疗，氯吡格雷治疗时间应缩短至

CCS 患者 1~3 个月及 ACS 患者 3~6 个月。NOAC 加氯吡格雷与极短时间的阿司匹林联用（三联疗法，持续时间从 PCI 期间到术后 1 个月不等）仅用于高血栓形成风险的患者。

5.1.4 抗凝中断及桥接

需长期口服抗凝药物的患者当需要接受手术或侵入性操作而有出血风险时，需要考虑暂停抗凝治疗。暂停口服抗凝治疗期间可能需要桥接普通肝素或 LMWH，具体应根据手术或操作的出血风险大小以及血栓风险综合评估中断口服抗凝药的时间及恢复治疗时机。

5.1.4.1 需长期口服抗凝药物的房颤患者拟接受心脏侵入性操作时的抗凝治疗

1. 服用华法林治疗的患者：①若血栓风险低，或房颤已恢复窦性心律，且接受外科或侵入性操作存在出血风险时，可停用华法林 1 周，使 INR 恢复正常并不需要额外桥接普通肝素，待充分止血后恢复华法林治疗。②若患者血栓风险很高（如机械瓣膜、既往卒中史、CHA_2DS_2-VASc 评分≥2 分）需要桥接普通肝素或 LMWH。③起搏器或 ICD 植入、导管消融、冠状动脉造影及其他瓣膜介入操作可不停用华法林。不停用华法林在 INR 2.0~3.0 的条件下行起搏器或 ICD 植入，相比停用华法林桥接普通肝素或 LMWH 治疗，术后出血风险更低，在中-高血栓栓塞风险且需上述操作的患者应考虑不停用华法林。

2. 择期 PCI 患者围术期无须停用 OAC，以避免桥接治疗带来的额外出血和缺血风险。对于 INR > 2.5 的患者，PCI 围术期无须给予额外的抗凝药物治疗；INR≤2.5 的患者，PCI 中应用普通肝素 50~70 U/kg 静脉注射。除非紧急情况，应避免使用血小板糖蛋白 Ⅱb/Ⅲa 受体拮抗剂。

3. 直接 PCI 患者围术期不停用 OAC，但应补充肠外抗凝药物。推荐使用比伐芦定，其出血风险小于普通肝素或 LMWH。如术前应用直接 Xa 因子抑制剂，应优先使用依诺肝素。除非紧急情况，应避免使用 GPI[1]。

5.1.4.2　需长期口服抗凝药物治疗的患者拟行非心脏手术或操作时的抗凝治疗

非心脏手术或操作可按出血风险进行分层（表5-1-6），围手术期抗凝治疗方案需根据手术或操作出血风险及患者血栓风险（表5-1-7）评估进行个体化治疗。

表5-1-6　基于 ISTH 指导声明的非心脏手术或
操作出血风险分层建议

出血风险分层	手术或操作名称
高出血风险的手术/操作[a]（30天内大出血风险≥2%）	有广泛组织损伤的重大手术 癌症手术，特别是实体瘤切除术（肺、食道、胃、结肠、肝胆、胰腺） 重大骨科手术，包括肩关节手术 修复性整形手术 胸腔重大手术 泌尿系统或消化系统手术，特别是吻合手术 经尿道前列腺切除术、膀胱切除术或肿瘤消融术、肾脏切除术、肾脏活检术 结肠息肉切除术 肠道切除术 经皮内窥镜胃造口术、内窥镜逆行胰胆管造影
高出血风险的手术/操作[a]（30天内大出血风险≥2%）	丰富血供器官（肾脏、肝脏、脾脏）的手术 心脏、颅内或脊柱手术 任何大型手术（手术时间>45 min） 神经性麻醉[b] 硬膜外注射
低-中出血风险的手术/操作[c]（30天内大出血风险0%~2%）	关节镜检查皮肤/淋巴结活检 足部/手部手术 冠状动脉造影术[d] 消化道内窥镜±活检 结肠镜±活检 经腹子宫切除术 腹腔镜胆囊切除术 腹部疝修补术 痔疮手术 支气管镜±活检

（续表）

出血风险分层	手术或操作名称
最小出血风险的手术/程序[e]（30 天内大出血风险约为 0%）	小型皮肤科手术（皮肤基底细胞癌和鳞状细胞癌切除术、光化性角化病以及恶性或癌前性皮肤痣） 眼科（白内障）手术 小型牙科手术（拔牙、修复、种植牙、牙髓病）、洗牙、补牙 心脏起搏器或心律转复器装置的植入

注：ISTH = 国际血栓与止血协会。

[a] 手术时抗凝血作用最小或无残留（即手术前有四至五次药物半衰期中断）。

[b] 包括脊柱和硬膜外麻醉或任何其他神经轴（如疼痛管理）干预；不仅要考虑大出血的绝对风险，还要考虑硬膜外出血和相关下肢瘫痪的潜在破坏性后果。

[c] 允许有一些残留的抗凝血作用（即手术前有两到三次药物半衰期的中断）。

[d] 与股骨入路相比，桡骨入路可被认为是最小出血风险。

[e] 手术可以在全剂量抗凝的情况下安全进行（可以考虑在手术当天暂停 NOAC，以避免抗凝效果达到峰值）。

表 5－1－7　基于美国胸科医师学会（CHEST）建议的患者
特定的围手术期血栓栓塞的风险分层

血栓风险分层	心脏机械瓣膜	心房纤颤	VTE
高 ATE 风险 >10%/年或 VTE 风险 >10%/月	• 伴卒中主要危险因素的二尖瓣[b] • 位于二尖瓣/主动脉位置的笼状球状瓣膜或倾斜盘瓣 • 近期(<3 个月)卒中或 TIA 或其他高危卒中风险的情况[c]	CHA_2DS_2-VASc 评分 ≥7 分或 $CHADS_2$ 评分为 5～6 分 近期(<3 个月)卒中或 TIA 风湿性心脏瓣膜病	最近（<3 个月，尤其是 1 个月）VTE 病史 严重血栓形成倾向（蛋白 C、蛋白 S 抗凝血酶缺乏；多发性血栓形成等） 抗磷脂综合征 与高 VTE 风险相关的活动性肿瘤[a]
中 ATE 风险 4%～10%/年或 VTE 风险 4%~10%/月	• 伴卒中主要危险因素的双叶式 AVR^b	CHA_2DS_2-VASc 评分为 5～6 分或 $CHADS_2$ 评分为 3～4 分	• 近 3～12 个月内的 VTE 复发性 VTE 活动性肿瘤或近期肿瘤病史

（续表）

血栓风险分层	心脏机械瓣膜	心房纤颤	VTE
低 ATE 风险 <4%/ 年或 VTE 风险 <2%/月	• 不伴卒中主要危险 因素的双叶式 AVR[b]	CHA$_2$DS$_2$-VASc 评分 为 1~4 分或 CHADS$_2$ 评分为 0~2 分（且 既往无卒中或 TIA）	• > 12 个月以上 的 VTE

注：ATE 为动脉血栓栓塞；VTE 为静脉血栓栓塞；AVR 为主动脉瓣置换术。CHA$_2$DS$_2$-VASc 评分包括充血性心力衰竭、高血压、年龄≥75 岁（2 分）、糖尿病、既往脑卒中或短暂性脑缺血发作（2 分）、血管病史、年龄 65~74 岁、女性。CHADS$_2$ 评分包括充血性心力衰竭、高血压、年龄≥75 岁、糖尿病、既往脑卒中或短暂性脑缺血发作（2 分）。[a]包括胰腺癌、骨髓增殖性疾病、原发性脑癌、胃癌和食管癌。[b]包括既往多次卒中、既往围手术期卒中或既往瓣膜血栓形成。[c]房颤、既往脑卒中或短暂性脑缺血发作、高血压、糖尿病、充血性心力衰竭，年龄 >75 岁。

1. 长期接受 VKA（主要是华法林）治疗的患者接受择期非心脏手术或操作时的抗凝管理：最小出血风险的手术或操作可不停用华法林。存在出血风险的手术或操作，如需要中断华法林治疗，建议术前停用时间≥5 d，围术期桥接及术后重启指导参考图 5-1-4。

2. 长期接受 NOAC 治疗的患者接受择期非心脏手术或操作时的抗凝管理（图 5-1-5）：由于 NOACs 半衰期短，停药后作用迅速消失，再次给药后可迅速达到抗凝作用目标，在围术期不需要肝素类药物桥接。

5.1.5　出血的预防和处理

5.1.5.1　抗栓药物监测

肝素类药物包括普通肝素、低分子肝素及磺达肝癸钠。APTT 是监测普通肝素抗凝效果的常用指标，通常以 APTT 达到基线值的 1.5~2.5 倍为达到治疗目标。APTT 因低敏感性不能作为监测低分子肝素及磺达肝癸钠疗效指标。抗 Xa 因子活性测定（Anti-Xa）已成为肝素类药物监测的有效手段，也是监测低分子肝素及磺达肝癸钠治疗的金标准。ACT 仅用于监测高剂量肝素时的抗凝效果。

NOACs 主要包括直接 Xa 抑制剂（如利伐沙班、阿哌沙班、艾多沙

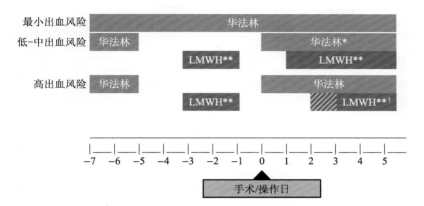

注：LMWH 为低分子肝素。* 大多数患者可以在手术当晚（D0）或术后第 1 天（D1）恢复华法林治疗，以患者的常规维持量剂量起始。** 建议高血栓风险人群全剂量桥接，皮下注射 LMWH（如依诺肝素 1 mg/kg Bid 或 1.5 mg/kg qd 或达肝素 100 IU/kg bid 或 200 IU/kg qd），最后一次给药在术前 1 天上午（即 D-1），剂量为每日总剂量的一半。术后第 1 次给药应在手术/操作 24 h 后。† 低剂量 LMWH（如依诺肝素 40 mg qd 或达肝素 5000 IU qd）可用于术后 24～72 小时的 VTE 预防，术后 2～3 天恢复全剂量 LMWH。

图 5-1-4　维生素 K 拮抗剂（VKA）的围手术/操作期抗凝治疗

班）及直接凝血酶抑制剂（达比加群酯）。评估 NOACs 药物浓度的金标准是液相色谱串联质谱分析法（liquid chromatography tandem mass spectrometry，LC-MS/MS）。

口服直接凝血酶抑制剂推荐使用 TT 进行定性评估。TT 对达比加群酯非常敏感，低剂量的达比加群酯也可使 TT 明显延长，而 TT 正常可除外达比加群酯过量。持续应用达比加群酯时，检测蝰蛇毒凝血时间（ecarin clotting time，ECT）高于正常上限 3 倍提示出血风险增高。

不同类型抗栓药物对凝血功能指标的影响详见表 5-1-8，常用抗栓药物的主要监测指标及监测建议详见表 5-1-9，NOACs 药物治疗过程中实验室监测流程见图 5-1-6[4]。

直接口服抗凝剂	手术/操作出血风险	手术/操作术前中断口服抗凝剂						手术/操作当日（Day 0）	术后恢复口服抗凝剂*			
		Day-6	Day-5	Day-4	Day-3	Day-2	Day-1		Day+1	Day+2	Day+3	Day+4
阿哌沙班	高											
	低/中											
达比加群（CrCl≥250 mL/min）	高											
	低/中											
达比加群（CrCl<50 mL/min）	高											
	低/中											
艾多沙班	高											
	低/中											
利伐沙班	高											
	低/中											

☐ 当日中断NOAC治疗

　　* NOAC 可在低/中度出血风险手术的术后24 h 恢复，在高出血风险手术的术后48～72 h 恢复。对于 VTE 高风险患者，术后的前48～72 h 可给予低剂量抗凝血药物（如依诺肝素40 mg qd 或达肝素5000 IU qd）治疗。CrCl 为肌酐清除率。

图5-1-5　新型口服抗凝药物（NOACs）的围手术期管理

表5-1-8　不同类型抗栓药物对凝血功能指标的影响[4]

药物	PT/INR	APTT	纤维蛋白原	TT	D-二聚体	抗凝血酶	抗Ⅹa
华法林	升高	无影响或延长	无影响	无影响	无影响	无影响	无影响
利伐沙班	明显升高	无影响或延长	无影响	无影响	无影响	Ⅹa 底物试剂：升高；Ⅱa 底物试剂：无影响	升高
达比加群酯	无影响或升高	明显延长	可能假性降低	明显延长	无影响	Ⅹa 底物试剂：无影响；Ⅱa 底物试剂：升高	无影响

（续表）

药物	PT/INR	APTT	纤维蛋白原	TT	D-二聚体	抗凝血酶	抗Xa
比伐芦定/阿加曲班	无影响或升高	明显延长	可能假性降低	明显延长	无影响	Xa底物试剂：无影响；IIa底物试剂：升高	无影响
普通肝素	无影响或升高	延长	无影响	延长	无影响	无影响或降低	升高
低分子肝素/磺达肝癸钠	无影响	无影响或延长	无影响	无影响或延长	无影响	无影响或降低	升高
溶栓药物	无影响	无影响	降低或无影响	延长或无影响	升高或明显升高	无影响	无影响

注：PT为凝血酶原时间；INR为国际标准化比值；APTT为部分活化凝血酶原时间；TT为凝血酶时间。

表5-1-9　常用抗栓药物的主要监测指标[4]

抗血栓药物	主要监测指标	安全范围	监测频率
抗血小板聚集药物	LTA-ADP（氯吡格雷）	最大聚集率30%~40%	达到稳态药物浓度（服药3~5d）后检测，如调整药物剂量或种类，需3~5d后再次检测
	LTA-AA（阿司匹林）	最大聚集率<20%	
	TEG-ADP（氯吡格雷）	抑制率70%~90%	
	TEG-AA（阿司匹林）	抑制率70%~90%	
华法林	PT/INR	INR：2.0~3.0（通用安全范围，可根据病情调整）	首次服用华法林2~3d后开始隔日检测INR，直至达标。住院期间达标稳定后1周检测1次，出院后每月检测1次

（续表）

抗血栓药物	主要监测指标	安全范围	监测频率
普通肝素	APTT	基础值的 1.5~2.5 倍	使用肝素（或调整剂量）后 4~6 h 检测
	抗-Ⅹa 显色法	0.3~0.7 U/mL	
低分子肝素	抗-Ⅹa 显色法	预防剂量：0.3~0.7 U/mL；治疗剂量：0.5~1.0 U/mL	使用低分子肝素（或调整剂量）后 4~6 h 检测
口服直接 Ⅹa 抑制剂	金标准：LC-MS/MS 法；定量试验：抗-Ⅹa 显色法；定性试验：PT	LC-MS/MS 法或抗-Ⅹa 显色法谷值：利伐沙班 44（12~137）ng/mL；阿哌沙班 103（41~230）ng/mL；艾多沙班 36（19~62）ng/mL	达到稳态药物浓度（服药 3~5 d）后，于下次服药前采样检测。检测频率为（eGVR/10）个月/次，最长检测周期为 6 个月。例如，当 eGFR 为 30 时，检测频率为 3 个月 1 次
口服直接凝血酶抑制剂	金标准：LC-MS/MS 法；定量试验：ECA 法；定性试验：TT	LC-MS/MS 法达比加群酯谷值：治疗非瓣膜性房颤预防卒中为 91 ng/mL（61~143 ng/mL）；治疗 VTE/PE 为 60 ng/mL（39~95 ng/mL）	达到稳态药物浓度（服药 3~5 d）后，在下次服药前采样检测。检测频率为（eGFR/10）个月/次，最长检测周期为 6 个月
静脉直接凝血酶抑制剂	APTT	基础值的 1.5~2.5 倍	使用药物（或调整剂量）后 4~6 h 开始检测

注：LTA-ADP 为以二磷酸腺苷（ADP）为诱导剂的光学比浊法测定血小板功能；LTA-AA 为以花生四烯酸（AA）为诱导剂的光学比浊法测定血小板功能；TEG-ADP 为以 ADP 为诱导剂的血栓弹力图法测定血小板功能；TEG-AA 为以 AA 为诱导剂的血栓弹力图法测定血小板功能；PT/INR 为凝血酶原时间/国际标准化比值；APTT 为部分活化凝血酶原时间；抗Ⅹa 显色法为通过血浆中残留的Ⅹa 与底物反应显色来判断抗Ⅹa 活性；LC-MS/MS 为液相色谱串联质谱分析；eGFR 为估算肾小球滤过率；ECA 为蝮蛇毒显色试验；TT 为凝血酶时间。

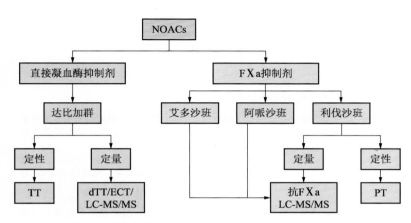

注：NOACs 为新型口服抗凝药物；dTT 为稀释凝血酶时间；ECT 为蝰蛇毒凝血时间；TT 为凝血酶时间；PT 为凝血酶原时间；LC-MS/MS 为液相色谱串联质谱分析法。

图 5 -1 -6 新型口服抗凝药实验室监测流程[4]

5.1.5.2 出血分型

依据 2011 年出血学术研究会（Bleeding Academic Research Consortium, BARC）制定的出血分类标准，抗栓药物相关出血患者的预后与出血部位及出血量密切相关，其中 0 ~ 2 型为轻度出血，3 ~ 4 型为严重出血，5 型为致死性出血（表 5 - 1 - 10）。

表 5 - 1 - 10 出血学术研究会（BARC）出血分型

出血分型	临床指征
0 型	无出血
1 型	无须立即干预的出血，患者无须因此就医或住院，包括出血后未经咨询医师而自行停药等情况
2 型	任何明显的、需要立即干预的出血，包括：（1）需要内科、非手术干预；（2）需住院或提升治疗级别；（3）需要进行持续评估的出血

（续表）

出血分型	临床指征
3 型	
3a 型	明显出血且血红蛋白下降 30～50 g/L；需输血治疗
3b 型	明显出血且血红蛋白下降≥50 g/L；心脏压塞；需外科手术干预或控制的出血（除外牙齿、鼻部、皮肤及痔疮）；需静脉应用血管活性药物的出血
3c 型	颅内出血（除外微量脑出血、脑梗死后出血转化、椎管内出血）；经影像学检查、腰椎穿刺证实的出血；损害视力的出血
4 型	冠状动脉旁路移植术（CABG）相关的出血：（1）围手术期48 h内颅内出血；（2）胸骨切开术后持续出血需再次手术止血；（3）48 h内输入1000 mL以上全血或浓缩红细胞；（4）24 h内胸管引流≥2 L
5 型	致死性出血
5a 型	未经尸检或影像学检查证实的临床可疑的致死性出血
5b 型	经尸检或影像学检查证实的确切的致死性出血

5.1.5.3 出血处理

1. 原则：准确判断出血的严重程度有助于制定针对抗血栓药物相关出血的治疗方案。

对抗栓药物导致的非严重出血，针对血栓高风险患者，不建议进行常规逆转，可采取局部止血措施，如使用止血带、止血敷料包扎、填塞等，并密切观察后续出血情况再决定是否停止抗血栓治疗及是否进行逆转治疗。

对抗栓药物导致的严重出血，应立即停用抗栓药物，并尽快止血及维持血流动力学稳定。

2. 逆转药物见表5-1-11。

表 5 - 1 - 11　常用抗血栓药物的逆转剂

抗血栓药物	逆转药物	剂量	作用机制	药代动力学
华法林	维生素 K	5 ~ 10 mg 静脉注射/肌内注射	作为肝脏合成凝血因子 Ⅱ、Ⅶ、Ⅸ、Ⅹ 的辅助因子	起效时间：口服 6 ~ 10 h，静脉注射 1 ~ 2 h；高峰效应：口服 24 ~ 48 h，静脉注射 12 ~ 14 h
	凝血酶原复合物	25 ~ 50 U/kg 静脉注射	含有依赖维生素 K 的凝血因子 Ⅱ、Ⅶ、Ⅸ、Ⅹ 及蛋白 C、S	快速起效（几分钟内）；不同因子的半衰期不同
	新鲜冷冻血浆	10 ~ 15 mL/kg	提供所有血浆蛋白及凝血因子	快速起效；不同因子的半衰期不同
肝素类	硫酸鱼精蛋白	12.5 ~ 50 mg 静脉注射	与肝素结合以中和其抗凝活性	开始起效：5 min；效果持续：2 h
达比加群酯	依达赛珠单抗	5 g 静脉注射，可重复 1 次	与达比加群酯及其代谢物结合	起效时间：10 ~ 30 min；半衰期：47 min（初始），10 h（终末）
	活性炭	每剂 50 ~ 100 g，口服	抑制吸收，减少或防止毒性	仅在服药 2 ~ 6 h 摄入有效
利伐沙班	Andexanet alfa	400 ~ 800 mg 静脉推注，然后 4 ~ 8 mg/min 输注	与口服因子 Ⅹa 抑制剂（利伐沙班等）结合并逆转其作用	输液后几分钟内及输液持续时间内有效
	活性炭	每剂 50 ~ 100 g，口服	抑制吸收，减少或防止毒性	仅在服药 2 ~ 6 h 摄入有效

3. 双抗和（或）口服抗凝药治疗期间出血的处理策略见图 5 - 1 - 7[5]。

5.1.5.4　PCI 相关出血并发症的预防

首选桡动脉路径。根据患者体重和肾功能调整抗凝药剂量，尤其对女性和老年患者。DAPT 时胃肠道出血风险增加，尤其是有胃肠道溃疡/出血史、正在应用抗凝药治疗、长期服用非甾体抗炎药/糖皮质激素的患者，

双联抗血小板±口服抗凝药治疗期间出血处理

轻微出血
不需要暂停抗栓
药物或进一步评估

如皮肤擦伤或瘀斑，
自限性鼻衄、轻度
结膜出血

- 继续双抗治疗
- 考虑继续服用OAC
  或暂停服药1次
- 消除患者顾虑
- 指出可能的预防
  出血措施
- 教育患者继续抗
  栓治疗必要性

图例
双联抗血小板处理
口服抗凝药处理
一般处理推荐

轻度出血
出血需要引起关注
但不需要住院

如非自限性鼻衄、中度
结膜出血、泌尿系或上/
下消化道出血不伴显著
失血、轻度咯血

- 继续双抗治疗
- 考虑缩短双抗时间
  或非强效PY_{12}抑制
  剂（如将替格瑞洛/
  普拉格雷换成氯吡
  格雷），尤其是再
  发出血时

- 三联治疗降级为双
  联，推荐氯吡格雷
  联合OAC

- 识别并治疗与出血
  相关的伴随情况（
  如消化性溃疡、痔
  疮、肿瘤）
- 加用PPI
- 教育患者继续抗栓
  治疗必要性

中度出血
显著失血（Hb>3 g/dL）
和（或）需要住院，血流
力学稳定且无快速进展

如泌尿系、呼吸道或上/下
消化道出血并伴显著失血
或需要输血

- 考虑停用双抗，改
  为单抗，推荐PY_{12}
  抑制剂，尤其时上
  消化道出血者
- 适时恢复双抗治疗
- 考虑缩短双抗时间
  或非强效PY_{12}抑制
  剂（如将替格瑞洛/
  普拉格雷换成氯吡
  格雷），尤其是再
  发出血时

- 考虑终止OAC，除
  非高血栓风险（如
  机械心脏瓣膜、心
  脏辅助装置、CHA$_2$
  DS$_2$-VASc≥4分）
  必要时使用逆转
  药物直至出血控制

- 若消化道出血，考
  虑静脉输注PPI
- 识别并治疗与出血
  相关的伴随情况（
  如消化性溃疡、痔
  疮、肿瘤）
- 教育患者继续抗栓
  治疗必要性

图5-1-7　双抗和（或）口服抗凝药治疗期间出血处理

双联抗血小板±口服抗凝药治疗期间出血处理

严重出血
需要住院，严重失血(>5 g/dLHb)，血流动力学稳定且无快速进展

如严重的泌尿系、呼吸道或上/下消化道出血并伴显著失血

- 考虑终止双抗，改为单抗，推荐P2Y$_{12}$抑制剂，尤其时上消化道出血者
- 若治疗后出血持续或无条件治疗时，考虑停止所有抗栓药物
- 一旦出血停止，重新评估DAPT或SAPT必要性，推荐P2Y$_{12}$抑制剂，尤其时上消化道出血者
- 若DAPT重启，考虑缩短双抗时间或非强效P2Y$_{12}$抑制剂（如将替格瑞洛/普拉格雷换成氯吡格雷，尤其是再发出血时

- 考虑终止OAC，除非高血栓风险（如二尖瓣机械瓣膜、心脏辅助装置）可使用逆转药物直至出血控制
- 若临床需要可1周内重启抗凝治疗。服用VKA者除非特殊情况 （如机械瓣膜、心脏辅助装置）目标INR为2.0~2.5，NOAC考虑最低有效剂量
- 三联治疗降级为双联，推荐氯吡格雷联合OAC。若原为双联治疗，在安全前提下考虑停抗血小板治疗

- 若消化道出血，考虑静脉输注PPI
- 若Hb<7~8 g/dL，给予输血
- 考虑输注血小板
- 如有可能考虑急诊外科手术或内镜下治疗出血

危及生命的出血任何严重的导致危及生命的活动性出血

如大量的泌尿系、呼吸道或上/下消化道出血，活动性颅内、脊柱或眼内出血，或导致血流动力学不稳定的出血

- 立即停用所有抗栓治疗
- 一旦出血停止，重新评估DAPT或SAPT必要性，推荐P2Y$_{12}$抑制剂，尤其时上消化道出血者

- 考虑终止OAC，使用逆转抗凝作用的药物

- 低血压者予补液
- 考虑输血，不论Hb值
- 输注血小板
- 若消化道出血，考虑静脉输注PPI
- 如有可能考虑急诊外科手术或内镜下治疗出血

图例

双联抗血小板处理

口服抗凝药处理

一般处理推荐

注：OAC为口服抗凝药；Hb为血红蛋白；PPI为质子泵抑制剂，NOAC为新型口服抗凝药；DAPT为双联抗血小板治疗；SAPT为单药抗血小板治疗；PPI为质子泵抑制剂。

图5-1-7　双抗和（或）口服抗凝药治疗期间出血处理（续）

需应用 PPI。存在 2 种或以上下列情形的患者也需给予 PPI：年龄≥65 岁，消化不良，胃食管反流病，幽门螺杆菌感染，长期饮酒。正在口服华法林的患者，实施 PCI 时如 INR > 2.5 时不追加肝素。

5.1.6　抗栓药物治疗的重启

确定重启抗栓治疗的应在控制出血后全面评估患者血栓形成和再次出血的风险后进行（表 5 - 1 - 12），并与患者积极沟通，共同决定重启抗栓治疗的最佳时机。

表 5 - 1 - 12　重启抗凝治疗需评估的因素

相关因素	主要内容
出血风险	是否需急诊手术/计划有创操作 是否是关键部位出血 是否是高出血风险患者 是否有出血的证据
栓塞风险	是否高血栓风险患者 是否有形成血栓的证据 如形成血栓，是否有致命或致残的风险
患者意愿	是否按照医患沟通表（重启抗凝的时间、出血风险及获益）进行沟通 患者是否愿意重启抗凝治疗

（张静　陈琦玲）

参考文献

扫码查看参考文献

第二节 抗血小板治疗

5.2.1 抗血小板药物和治疗的基本原则

5.2.1.1 抗血小板药物

1. 口服药物

血小板环氧化酶（cyclooxygenase-1，COX1）抑制剂：阿司匹林可不可逆地抑制COX1，阻止血栓素A2的合成及释放，抑制血小板聚集；吲哚布芬可可逆性地抑制COX1。

$P2Y_{12}$受体抑制剂：氯吡格雷、替格瑞洛，可阻碍ADP与血小板表面受体结合，降低血小板聚集效应。后者作用更强，起效更快。

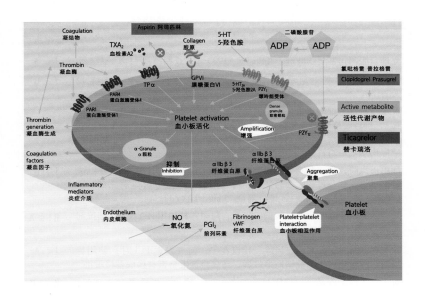

图5-2-1 血小板激活机制及抗血小板药物途径

2. 静脉药物

血小板糖蛋白Ⅱb/Ⅲa抑制剂：替罗非班。

5.2.1.2　抗血小板治疗的基本原则

抗血小板治疗对于预防和治疗动脉粥样硬化性心脑血管疾病至关重要。根据患者的病情和危险分层，平衡患者的风险获益，正确选择抗血小板药物的种类、剂量、给药方式、时间，是有效发挥抗血小板药物作用的基本原则。

5.2.2　心脑血管疾病的抗血小板治疗

5.2.2.1　急性冠脉综合征的抗血小板治疗

1. 单纯 ACS 的抗血小板治疗（表 5 - 2 - 1，表 5 - 2 - 2）。

表 5 - 2 - 1　口服抗血小板药物

推荐要点	证据级别
立即口服阿司匹林 300 mg，继以 75 ~ 100 mg/d 长期维持[1]	Ⅰ，A
在阿司匹林基础上尽早加用一种 P2Y$_{12}$ 受体拮抗剂，至少维持 12 个月[2,3]	Ⅰ，B
对于没有禁忌证的患者，无论初始治疗策略如何（支架/药物球囊/药物），推荐替格瑞洛（负荷剂量 180 mg，维持剂量 90 mg、2 次/d）联合阿司匹林治疗，包括已经使用氯吡格雷的患者（换用替格瑞洛时，应停用氯吡格雷）	
如出血风险较高（如合并出血高危因素或 CRUSADE 评分 >40 分）或替格瑞洛无法获得或有禁忌证时，可选用氯吡格雷［负荷剂量 600 mg（年龄 >75 岁者 300 mg），维持剂量 75 mg，1 次/d］	Ⅰ，B
对于缺血风险高、出血风险低的患者，阿司匹林加用 P2Y$_{12}$ 受体拮抗剂治疗 >1 年	Ⅱb，A
除非存在禁忌证如高出血风险，建议在 PCI 前（最迟 PCI 时）使用替格瑞洛围术期再发急性缺血事件者，建议将氯吡格雷替换成替格瑞洛	Ⅰ，A
对于侵入性治疗的 NSTEMI-ACS 患者，一旦确诊立即给予替格瑞洛，如有禁忌或替格瑞洛不可获得时，可考虑氯吡格雷	Ⅱa，C
仅接受药物治疗的 ACS 患者，在接受 DAPT 中，建议继续进行 P2Y$_{12}$ 受体抑制剂治疗达 12 个月	Ⅰ，A

（续表）

推荐要点	证据级别
仅接受药物球囊治疗的 ACS 患者，建议 DAPT 治疗 12 月，如伴有高出血风险者，可酌情缩短时程或 SAPT[4]。	
建议使用替格瑞洛，而非氯吡格雷，除非出血风险大于潜在缺血获益要点	Ⅰ，B
对于 ACS 患者，无论 PCI、药物球囊或药物治疗，默认 DAPT 的疗程应为 12 个月	Ⅰ，A Ⅱa，C
ACS 药物治疗的高出血风险患者，应考虑至少 1 个月的 DAPT	Ⅱa，B
ACS 置入支架的高出血风险患者，应考虑 6 个月的 DAPT	Ⅱa，B
ACS 药物球囊治疗的高出血风险患者，可缩短 DAPT 时程或 SAPT[4]	
ACS 可耐受 DAPT 且无出血并发症的患者，可超过 12 个月的治疗[2,5]	

注：ACS 为急性冠脉综合征；PCI 为经皮冠状动脉介入治疗；NSTEMI 为非 ST 段抬高心肌梗死；DAPT 为双联抗血小板治疗（阿司匹林 + 替格瑞洛/氯吡格雷）；SAPT 为单联抗小板治疗。

表 5 - 2 - 2　静脉抗小板药物——替罗非班[6]

STEMI 患者
1. 接受直接 PCI 的患者，无论是否置入支架，出现下列情况建议给予替罗非班：血栓负荷重、血流慢、无复流或未接受足量有效双联抗血小板治疗。
2. 如无禁忌证，拟行直接 PCI 的 STEMI 患者可常规给予替罗非班。
3. 高危 STEMI 患者可在转运行直接 PCI 前给予替罗非班。
4. 对于已给予双联抗血小板治疗并使用比伐芦定抗凝的患者，不建议常规给予替罗非班。

UA/NSTEMI 患者
1. 早期保守治疗时，尽管给予氯吡格雷、阿司匹林和抗凝治疗仍然有缺血症状复发，可在诊断性造影前给予替罗非班。
2. 早期介入治疗时，如仅给予阿司匹林和抗凝治疗，建议在 PCI 前或 PCI 中选择替罗非班作为联合治疗。
3. 如果患者已接受双联抗血小板治疗，但存在下列高危因素，如肌钙蛋白阳性、糖尿病以及明显 ST 段下降，并且出血危险不高，可给予替罗非班。
4. 对于血栓低危而出血高危的患者，且已服用双联抗血小板治疗，不建议早期给予替罗非班。
5. 如果患者在 PCI 术前已给予氯吡格雷 300 mg 负荷，并且 PCI 术中选择比伐芦定抗凝，不建议常规使用替罗非班

注：UA 为不稳定心绞痛；PCI 为经皮冠状动脉介入治疗；STEMI 为 ST 段抬高心肌梗死；NSTEMI 为非 ST 段抬高心肌梗死。

2. 特殊情况的 ACS 抗血小板治疗（表 5 - 2 - 3）

表 5 - 2 - 3　特殊情况的 ACS 抗血小板治疗

合并房颤	抗血小板加口服抗凝药治疗时，要评估出血风险： 抗凝药首选 NOAC	
	低出血风险患者（HAS-BLED≤2 分）	如缺血风险高于出血风险，包含 OAC 与 DAPT 的三联抗栓治疗 应维持至 PCI 术后 1 个月之后使用包含 OAC 与 P2Y$_{12}$受体抑制剂的双联抗栓治疗至 12 个月
	高出血风险患者（HAS-BLED≥3）	ACS 行 PCI 的患者，若支架内血栓风险不高，缩短三联抗栓治疗，尽早（≤1 周）停用阿司匹林，继续双联抗栓治疗至 12 个月
		达比加群酯 150/110 mg，2 次/d + 氯吡格雷 75 mg/d
		利伐沙班 15 mg/d + 氯吡格雷 75 mg/d
		利伐沙班 2.5 mg，2 次/d + DAPT
合并脑卒中/TIA	既往有缺血性卒中/TIA 病史	推荐阿司匹林 + 氯吡格雷持续 12 个月[7]
	DAPT 治疗期间发生颅内出血者	停用 DAPT，病情稳定 2 ~ 8 周后，权衡出血和再发缺血的风险，适时恢复适度的抗栓治疗，可先启用氯吡格雷，随后继续 DAPT[8,9]
合并消化道出血	有高危消化道出血风险者（包括老年人，服用华法林、糖皮质激素或 NSAID 等）	推荐 DAPT 基础上服用 PPI 1 ~ 3 个月[10,11]
	既往有消化道出血史及抗血小板治疗时发生消化道出血者	联用 PPI 3 ~ 6 个月，其后可考虑继续或间断服用 PPI

（续表）

合并消化道出血	DAPT 期间发生消化道出血者	
	轻度出血	无须停用 DAPT
	明显出血（血红蛋白下降 >3 g 或需要住院治疗）	首先停用阿司匹林，必要时停用两种抗血小板药物。病情稳定后，3～5 d 后先恢复氯吡格雷，5～7 d 后再恢复阿司匹林
	服用替格瑞洛发生消化道出血者	出血稳定后，可换用氯吡格雷，必要时联用 PPI，首选泮托拉唑，其次为埃索美拉唑、雷贝拉唑、兰索拉唑、奥美拉唑[6]
合并糖尿病	合并糖尿病的 ACS 和（或）PCI 患者	推荐 DAPT 治疗至少 12 个月[11]
	合并糖尿病的 ACS 患者行 PCI 后	可三联抗血小板治疗（阿司匹林 + 氯吡格雷 + 西洛他唑）6～9 个月，而后 DAPT 12 个月[12]
合并肾功能不全	对重度肾功能不全患者[eGFR < 30 mL/(min·1.73 m^2)]	首选阿司匹林 + 氯吡格雷[13]
	对轻中度肾功能不全患者[30 mL/(min·1.73 m^2) < eGFR < 90 mL/(min·1.73 m^2)]	推荐阿司匹林 + 氯吡格雷（负荷剂量 300 mg，维持剂量 75 mg/d）或 + 替格瑞洛（负荷剂量 180 mg，维持剂量 90 mg，2 次/d）
合并痛风/高尿酸血症	考虑阿司匹林对血尿酸的影响	小剂量阿司匹林可轻度升高血尿酸，一旦证实了阿司匹林增加了痛风风险，立即停用阿司匹林或换用西洛他唑 + 氯吡格雷
	痛风急性发作时	首选氯吡格雷 75～150 mg/d，病情稳定后尽早服用阿司匹林 + 氯吡格雷，6～12 个月后改为氯吡格雷长期维持
	支架置入术后应用 DAPT 过程中发生痛风者	应权衡缺血和痛风危害，可考虑合用抗痛风药物

（续表）

合并缺铁性贫血	贫血患者选择抗栓治疗时需充分权衡缺血和出血风险	如果贫血原因不明或难以纠正，应限制使用 DES，因为后者需延长 DAPT 的时间
	经 DES 治疗后的 ACS 合并贫血患者	推荐 DAPT 治疗 12 个月，治疗过程中应对出血风险及骨髓抑制风险进行检测，并根据实际情况调整 DAPT 疗程，如患者伴高出血风险，则考虑 DAPT 治疗 6 个月后停用 P2Y$_{12}$ 受体拮抗剂[8]
	经 DES 治疗后的稳定型冠心病合并贫血患者	DAPT 治疗 3 个月后停用 P2Y$_{12}$ 受体拮抗剂
血小板计数降低	如 ACS 患者血小板计数 < $100 \times 10^9/L$ 且 > $60 \times 10^9/L$，需谨慎评估 DAPT 的安全性	低出血风险患者可首选氯吡格雷联合阿司匹林治疗，高出血风险患者可考虑使用单药（氯吡格雷或阿司匹林）治疗，避免使用替格瑞洛，替罗非班禁用
	如 ACS 患者血小板计数 < $60 \times 10^9/L$ 且 > $30 \times 10^9/L$	建议使用单药（氯吡格雷或阿司匹林）维持治疗，避免使用替格瑞洛
	如 ACS 患者血小板计数 < $30 \times 10^9/L$	建议停用所有抗血小板药物，并避免行 PCI。积极纠正原发病后再评估抗血小板治疗的安全性[8]

注：NOAC 为新型口服抗凝药；NSAID 为非甾体抗炎药；PPI 为质子泵抑制剂；eGFR 为估算的肾小球滤过率；DES 为药物洗脱支架。

5.2.2.2　稳定型冠心病患者支架置入后抗血小板治疗（表 5 - 2 - 4）

表 5 - 2 - 4　稳定型冠心病患者支架置入后抗血小板治疗

推荐要点	证据级别
DES 置入后接受 6 个月 DAPT[14]	Ⅰ，B
高出血风险患者，DES 置入后可考虑缩短 DAPT（ <6 个月）	Ⅱb，A
高出血风险、需接受不能推迟的非心脏外科手术或同时接受口服抗凝剂治疗者，DES 置入后可给予 1 ~ 3 个月 DAPT[4]	Ⅱb，C

（续表）

推荐要点	证据级别
缺血高危、出血低危的患者，DAPT 可维持 6 个月以上	Ⅱb，C
既往 1~3 年前心肌梗死史且合并高缺血风险 * 的患者，可考虑采用阿司匹林联合替格瑞洛（60 mg，2 次/d）治疗，最长至 36 个月	Ⅱb，B
替格瑞洛可考虑用于择期 PCI 的特定高风险患者（如支架内血栓史或左主干支架置入） 单纯药物球囊治疗的患者，DAPT 时间为 1~3 个月，如果联合支架治疗，按照所用支架的 DAPT 要求给予药物	Ⅱb，C

注：DES 为药物洗脱支架；DAPT 为双联抗血小板治疗；* 高缺血风险定义为年龄≥65 岁或年龄≥50 岁且存在以下至少 1 项高危因素，需要药物治疗的糖尿病、二次自发性心肌梗死、多支冠状动脉病变、慢性肾功能不全（肌酐清除率＜60 mL/min）。

5.2.2.3　缺血性脑卒中急性期抗血小板治疗（表 5-2-5）

表 5-2-5　缺血性脑卒中急性期抗血小板治疗

推荐要点	证据级别
不接受静脉溶栓治疗的轻型卒中患者（NIHSS 评分≤3 分），发病 24 h 内尽早启动双联抗血小板治疗（阿司匹林和氯吡格雷）维持 21 d，有益于降低 90 d 内卒中复发风险，但应密切观察出血风险[15]	Ⅰ，A
替格瑞洛的安全性与阿司匹林相似，可作为有阿司匹林禁忌证的替代药物	Ⅲ，B
需要静脉溶栓或血管内取栓的患者转入上级医院	

5.2.2.4　缺血性脑卒中或 TIA 慢性期抗血小板治疗（表 5-2-6）

目前循证医学证据充分的抗血小板药物包括阿司匹林、氯吡格雷、阿司匹林和双嘧达莫复方制剂、噻氯匹定[16,17]。

表 5 – 2 – 6　缺血性脑卒中或 TIA 慢性期抗血小板治疗

推荐要点			证据级别
阿司匹林或氯吡格雷单药治疗均可以作为首选			Ⅰ，A
阿司匹林（25 mg）联合缓释型双嘧达莫（200 mg）2 次/d 或西洛他唑 100 mg，2 次/d，可作为阿司匹林和氯吡格雷的替代治疗药物			Ⅱ，B
复发风险较高的急性 TIA（ABCD2 评分≥4 分）或轻型缺血性卒中（NIHSS 评分表评分≤3 分）	发病 24 h 内尽早给予氯吡格雷联合阿司匹林	21 d	Ⅰ，A
	阿司匹林或氯吡格雷单药二级预防	长期	Ⅰ，A[17]
颅内动脉严重狭窄的缺血性卒中或 TIA 患者（狭窄率 70%～99%）	30 d 内尽早给予氯吡格雷联合阿司匹林治疗	90 d	Ⅱ，B
	阿司匹林或氯吡格雷单药二级预防	长期	Ⅰ，A
非心源性栓塞性缺血性卒中或 TIA 患者	不推荐阿司匹林联合氯吡格雷长期双重治疗		Ⅰ，A

注：TIA 为短暂性脑缺血发作。

5.2.2.5　冠状动脉搭桥术后抗血小板治疗

首选阿司匹林 75～100 mg 治疗，建议终身服用。氯吡格雷可作为阿司匹林不能耐受或者过敏者的替代治疗，并可长期服用。对于 ACS 的患者，替格瑞洛的效果优于氯吡格雷。若有心肌梗死病史且出血风险较高（如 PRECISE-DAPT≥25 分），DAPT 6 个月后应考虑停用 $P2Y_{12}$ 受体拮抗剂治疗[18]。若缺血风险较高（有心肌梗死病史），且耐受 DAPT，无出血并发症，DAPT 可持续治疗 12～36 个月。

5.2.2.6　周围动脉疾病患者的抗血小板治疗

对有症状的 PAD 已行血管重建术的患者，推荐长期服用阿司匹林或氯吡格雷[1]。ABI 减低（≤0.90）或有颈动脉粥样斑块狭窄的无症状 PAD 患者，可用上述抗血小板药物。除心血管事件发生风险高且出血风险低的有症状的 PAD 患者外，一般不推荐联合应用阿司匹林和氯吡格雷。

合并间歇性跛行症状而无心力衰竭的 PAD 患者，西洛地唑（100 mg，2 次/d）可改善临床症状并增加步行距离[19]。己酮可可碱具有增加红细胞的变形能力，刺激血管内皮细胞释放前列环素 PGI2、前列腺素 PGE1，扩张血管，提高肢体末梢血流量，改善间歇性跛行患者最大步行距离和无痛步行距离。

5.2.3　阿司匹林一级预防治疗建议

随着心血管病预防的措施越来越多，以及阿司匹林的不良反应，近年的研究表明阿司匹林在一级预防的作用应权衡利弊，主要推荐用于以下人群[20~25]（表 5 - 2 - 7）。

表 5 - 2 - 7　阿司匹林一级预防人群

一级预防人群	证据等级
40 ~ 70 岁、ASCVD 风险高（≥10%）且出血风险不高的成人可服用小剂量阿司匹林（75 ~ 100 mg/d）进行 ASCVD 一级预防	Ⅱb，A
糖尿病人群伴有心血管高危或极高危风险，可服用小剂量阿司匹林（75 ~ 100 mg/d）	Ⅱb，A
不推荐用于年龄 > 70 岁或 < 40 岁的人群，不推荐用于高出血风险人群	Ⅲ，C

5.2.4　抗血小板治疗期间出血的处理原则

轻微出血者可在严密监测下继续服用抗小板药物。

严重出血者应平衡血栓和出血的风险，首先考虑停药，并针对出血进行处理，包括支持治疗和外科治疗等。支持治疗包括血管活性药物维持血压、输注血液制品等。输血的适应证为出血导致血流动力学异常（低血压）或严重贫血，而血流动力学稳定、红细胞压积 > 25% 或血红蛋白 > 80 g/L，可暂不输血。

抗血小板药物没有特异性拮抗剂，只有补充新鲜血小板后才能缓慢逆转，严重出血经过支持治疗无效时可考虑补充 1 ~ 2 个单位（机采血小板每单位 200 mL）[4]。吲哚布芬可可逆性地抑制 COX-1，胃肠道影响小，出血风险低，可以考虑作为出血及胃溃疡风险高等阿司匹林不耐受患者的替代药物。[26]

5.2.5　服用阿司匹林的注意事项

阿司匹林是心血管病一级和二级预防的基础药物，长期服用阿司匹林的患者，需要注意以下事项（表5-2-8）。

表5-2-8　服用阿司匹林的注意事项

服药剂量	剂量不要过小或过大：服用50 mg阿司匹林后，开始抑制血小板的聚集，当剂量达到75 mg后，血小板的聚集被完全抑制，而小于50 mg基本没有作用。因此，一般推荐心脑血管疾病患者的预防和治疗剂量为75～325 mg/d，常用剂量为100 mg、1次顿服，剂量太小或分开几次服用，均无法达到治疗目的
服药时间	服药时间要依据说明书，不同厂家阿司匹林生产工艺不同，用法也有差异，因此具体服药时间应依据说明书。肠溶阿司匹林耐酸不耐碱，建议饭前服用，可减少阿司匹林对胃黏膜的损伤。非肠溶阿司匹林建议饭后服用。当出现严重胃肠道反应时，建议使用PPI
漏服问题	阿司匹林是血小板环氧化酶的不可逆抑制剂，服用后导致血小板环氧化酶永久失活，直到血小板重新生成。漏服阿司匹林1～2次，对预防血栓的作用没有明显影响，不必补充
临时停药	长期服用阿司匹林的患者，如因某种原因（如手术、拔牙、出血、过敏或不遵医嘱等）突然停药，会在短时间内诱发新的心血管事件，停药到心血管事件发生时间平均为10 d，因此建议不要擅自停服，需要停药时应咨询医师
自我监测指标	长期服用阿司匹林，无论饭前和饭后服用，都可发生严重不良反应。因此，用药期间自我监测非常关键 阿司匹林服药后12个月内，尤其是3个月时，消化道损伤多发。患者应定期检查粪便潜血及血常规。上腹部不适如恶心、呕吐、腹痛、腹胀、厌食、反酸、嗳气、胃灼热等，或出现血肿、鼻衄、血尿、牙龈出血等，及时就诊 虽然消化道症状不明显，也应提醒患者监测粪便颜色，当出现血便或黑便时及时就诊；乙醇可加剧阿司匹林对胃黏膜的损害作用，应避免饮酒

附录 15 抗血小板药物分类

作用机制	代表药物
环氧化酶抑制剂	阿司匹林、吲哚布芬
血小板二磷酸腺苷 P2Y$_{12}$ 受体拮抗剂	噻吩吡啶类：噻氯匹定、氯吡格雷、普拉格雷
	非噻吩吡啶类：替格瑞洛
血小板糖蛋白 II b/ III a 受体拮抗剂	单克隆抗体：阿昔单抗
	肽类化合物：依替巴肽
	非肽类化合物：替罗非班、拉米非班
磷酸二酯酶抑制剂	双嘧达莫、西洛他唑
血小板腺苷环化酶刺激剂	前列环素、依洛前列素、西卡前列素
血栓烷合成酶抑制剂	奥扎格雷
血小板蛋白酶活化受体-1 拮抗剂	沃拉帕沙

附录 16 P2Y$_{12}$ 受体拮抗剂的药理特性比较

	氯吡格雷	替格瑞洛
P2Y$_{12}$结合	不可逆	可逆
推荐剂量（ACS）	300～600 mg，负荷剂量后 75 mg/d	180 mg，负荷剂量后 90 mg、每日 2 次
合用阿司匹林剂量	75～325 mg/d	325 mg 负荷剂量后 75～100 mg/d
给药方式/频率	口服/每日 1 次	口服、每日 2 次
药理学特征	前体药物；需要肝脏代谢	活性母体化合物；无须生物转化
起效/失活时间	2～8 h/7～10 d	30 min～4 h/3～5 d

（续表）

	氯吡格雷	替格瑞洛
肝功能受损	无，轻度至中度	无，轻度
药物基因组学	CYP2C19 弱代谢患者考虑其他治疗方案	无须 CYP2C19 检测
抗血小板效应	延迟数小时至最大抗血小板效应	起效更快且血小板聚集抑制程度大于氯吡格雷
手术	最后一次给药后 5 d 行手术	最后一次给药后 5 d 行手术

（郭丽珠）

参考文献

扫码查看参考文献

第三节　治疗依从性

5.3.1　治疗依从性现状

治疗依从性是指患者对治疗方式的遵从性，包括服药依从性，饮食治疗以及生活方式依从性[1]。治疗依从性差尤其是药物依从性差与心血管病再住院率、发病率、死亡率和医疗成本增加密切相关，大约 75% 依从性差的高血压患者血压控制不良[2-4]。提高患者治疗的依从性比研发一种新的治疗手段所获得的健康效益将更大。

5.3.2　治疗依从性评估

依从性的评估分为直接法和间接法[2]（表 5 - 3 - 1）。直接法指生物/

生物标志物或直接观察治疗测定。间接法主要包括以下4种测量工具即自我报告、电子药物监测系统、剩余药量计数、电子药物记录[5-7]。

表5-3-1 依从性评估方法

评估方式	描述	适用人群	优点	缺点
直接评估方法				
生物/生物标志物测定	测定血、尿中药物、代谢产物浓度；测定饮食特异性的血清代谢物	用于试验研究或临床生物制剂使用人群	准确、客观	昂贵、侵入性、个体差异大、不适合基层、门诊
直接观察治疗测定	直接观察患者服药行为	用于检查中一次性服药人群	直接、客观	不适合长期治疗人群
间接评估方法				
自我报告	通过问卷调查、访谈或每日日记询问患者的治疗依从性。常用问卷有Morisky依从性量表、药物依从性问卷（MAQ）、Hill-Bone依从性问卷和高血压患者生活方式依从性问卷（TASHP）等	适用范围最广。各问卷信效度不同、各自的适用对象不同	简单、经济，易于临床实践	主观、容易出现回忆偏倚和报告偏倚
药物事件监测系统	通过药盒上安装的药物电子信息监测系统，实时监测患者打开药盒的时间、次数以及取药数量	基本用于临床研究长期监测	客观、精确	仪器昂贵、部分仪器为侵入性
剩余药量计数	通过直接计数患者剩余药物数量计算患者已服用药物数量	临床试验	直观	患者可能扔掉药物可能高估依从性
电子药物记录	通过电子医疗系统中计算药物购买率（MPR）或药物天数覆盖率（PDC）	慢性疾病患者长期依从性监测	简单、经济、	不能记录从其他途径购买的药物；以及买了但并未服用的药物；数据滞后性

每种测量工具各有优缺点，尚无完美的依从性测量方法，往往需要结合不同工具，才能更准确地评估患者依从性[8,9]。

5.3.3　治疗依从性影响因素及改善措施

世界卫生组织提出依从性的影响因素众多，心血管药物依从性的影响因素主要包括以下 5 个方面：医疗体系因素、患者因素、疾病因素、药物因素和社会经济因素[10,11]。

2014 年美国一项包含 60 项以患者为中心干预措施提高依从性的定性研究综述显示有效的干预措施可以改善患者的依从性[12]（表 5 - 3 - 2）。2018 年一项包含 48 项以中国高血压患者为对象依从性干预性治疗研究的系统评价，提示药物教育、血压自我监测、提醒和定期随访这 4 个措施可提高治疗依从性和血压控制水平，干预时间越长，效果越好[13]，一些研究干预措施是多个部分组成的。建立包含药师及全科医师的依从性干预团队，在早期诊断、依从性和随访等方面表现出优势[14]；电子医疗和社交媒体未来可作为一种工具加强患者和医疗保健专业人员的交流，进而影响患者的依从性。另外，研究中可提高依从性的干预措施还涉及非正式照护者等。

表 5 - 3 - 2　药物依从性影响因素与改善措施

依从性影响因素	改善措施
医疗体系因素	
缺乏可获得的医疗保健	开发便捷的医疗服务系统，包括处方药物等
缺乏连续性的医疗服务	提供便捷的医疗服务系统和疾病监测支持系统
不良的医患关系	加强医患沟通，改善医患关系
患者因素	
年龄过大或过低	年轻者采用信息化监测生活方式及反馈，年老者可采用智能药盒监测服用药物及反馈。自我监测血压（包括远程控制）
身体缺陷如视力问题	获取家庭社会支持或护士的支持
心理/行为健康问题	心理干预措施、行为干预措施

（续表）

依从性影响因素	改善措施
对疾病后果和药物不良反应的认知不足	加强患者心血管病并发症及临床结局及药物不良反应的教育及科普
缺乏自我管理能力	增加自我管理能力的培训，加强患者教育
疾病因素	
多病共存	综合化干预包括健康教育、行为干预、药物调整、沟通技巧等综合方法
合并精神障碍、认知障碍等疾病	多学科联合团队管理，尤其是护士、药剂师、心理医师
药物因素	
复杂的治疗方案	简化药物，复方制剂
既往药物不良反应史	药物外包装上标记提醒
社会经济因素	
文化程度及健康素养低	健康教育、行为干预
失业、退休或贫困	医疗用药

（廖晓阳）

参考文献

扫码查看参考文献

第四节　数字信息管理

数字技术是指将各种信息（无论信息载体是图、文、声、像或者其他等）转化为计算机可以识别的语言进行加工、储存、分析以及传递的技术。数字信息管理是借助自助终端通过实时信息采集技术对身体各项指标随时进行监控检测，检测结果通过无线蓝牙和无线 GPRS 网络传输到后台服务器，后台根据管理对象的检查结果给予加工、分析、评估、提醒和建议，并且建立永久的健康电子档案（electronic health record，EHR），通过全面的健康监控和健康管理，帮助管理对象及时发现和解决健康问题，通过大数据分析对管理效果进行评价，及时为卫生政策的制定提供科学依据。

5.4.1　数字信息管理的必要性

《健康中国 2030 规划纲要》明确指出优化健康服务需要强化覆盖全民的公共卫生服务，提供优质高效的医疗服务和提高患者健康管理主动参与是解决供需矛盾的重要举措。《纲要》同时提出，要推进数字健康战略，加快数字技术与医疗卫生健康深度融合，以技术之"智"赋能医疗之"治"，实现医疗服务和全民健康管理的全面升级。因此，寻求一种更具备成本效益的医疗和管理数字化模式，通过数字信息管理优化提高管理效率和治疗水平均质化，提高基层心血管病的治疗效果是目前心血管病人群管理提质增效的重要手段。

随着计算机技术、网络通信技术、在线监测技术、数字技术、云计算技术的迅猛发展，数字信息管理在医疗信息共享、慢性病管理、健康状态监控等方面展现出巨大的优势与潜力。在政策层面，国家大力支持"互联网＋医疗健康"的发展，为远程医疗管理提供了平台。

5.4.2　数字信息管理的优势

现有研究表明，数字信息管理可以使心血管病患者或高危人群的危险因素控制获益，如血压、血糖、体重管理、饮食和身体锻炼水平[1-6]。同时，远程医疗管理使得患者服药依从性也有明显改善[1]，尤其是通过社交网络、社交媒体和数字信息技术，对生活方式改善和疾病管理过程有重大意义[7-9]。远程管理优势具有以下特点：

1. 数字信息管理提高健康管理便利性　数字信息管理借助物联网技术、远程医学和自助医疗模式，通过生理指标监测仪和健康量表，对生理特征信息进行动态采集，极大减少了医务人员信息采集、传输工作量。各级部门、各级医疗机构共享数据库，提高数据使用便利性。

2. 数字信息管理实现健康管理均等化 信息平台根据采集健康信息给予分析、评估、提醒和建议，将心血管病防治基本知识通过计算机编程建立规范评估流程和统一标准，并实现远程会诊，有利于优质医疗资源下沉，改善心血管病医疗服务能力。

3. 数字信息管理调动居民参与健康管理意识和能力 通过个体参与、医患互动、远程教育，促进居民主动参与健康管理，提高疾病防控意识和能力，增加治疗依从性。

4. 数字信息管理促进健康管理及时性 通过远程管理进行实时的个体健康监控、自动检测评估，设置预警界值，及时反馈，对患者开展实时指导。通过群体健康评估及时调整管理策略，实现心血管病健康管理的精准化。

5.4.3 数字信息管理的可行性

1. 数字信息管理基本设备

远程管理的基本设备包括移动终端、信息传输网络、管理软件和管理平台。移动终端根据应用场景不同分为穿戴型、居家型和社区型，可采集体重、体脂、体温、心率、呼吸、血压、血糖、心电等健康相关参数。如常用的符合远程管理的血压计，除了要符合指南推荐的经权威医疗器械机构认证要求以外，需要具有远程信息传输功能，同时需要建立信息管理平台。信息传输网络包括移动通信、WIFI 等新技术，通过短信、电话、微信、QQ 平台、视频电话、共享文件、图片传输、邮箱和公众号等信息传输方式。管理软件包括基于专病管理的多维度管理软件。管理平台建立包括计算机和云服务器等（图 5-4-1）。

2. 数字信息管理内容

（1）建立电子健康档案：EHR 是完整记录个人全生命周期的健康信息和医疗活动的健康信息档案，我国 EHR 由个人基本信息和主要卫生服务记录两部分组成。健康信息是指个人出生、成长、生活中各种与健康相关的信息，具体包括个人基本情况、日常生活行为习惯、工作方式、健康状况、现病史、既往病史、过敏史、家族疾病史、健康体检情况、就诊情况、口服药情况、疾病和行为危险因素监测记录表、死亡医学证明书等。

（2）开展风险评估和预警提醒：利用 EHR 及终端采集信息，如血压、

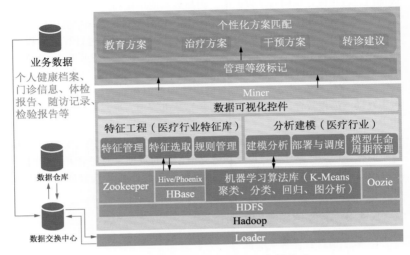

图 5 - 4 - 1　数字信息管理平台的构建

血糖、BMI、心率、呼吸等生命信息，进行 10 年心血管病风险评估，预设风险评估预警值，超出风险预警范围设置提醒，早期识别高危人群。

（3）优化治疗：根据预先设置流程，辅助推荐最佳治疗方案。可以根据患者的综合情况，辅助推荐治疗方案，自动筛查药物配伍及药物使用剂量等，做到辅助决策，优化治疗。通过服药提醒功能，提高治疗依从性。

（4）生活方式干预：通过信息收集分析，开展基于生理、心理和社会资料的个体交互式聊天和教育，通过数字化说明、教育、成功经验学习开展生活方式干预指导，通过目标计划和激励开展自我干预实施和评估（图 5 - 4 - 2）。[3]

（5）开展健康教育和技能培训。通过录制健康相关知识的短视频、漫画和讲座，以更加贴近居民生活的短片、案例，提高健康认知水平。通过网络视频开展健康相关技能培训，开展远程自我管理教育，提高健康管理技能。

（6）开展远程会诊。给予未控制或特殊患者提供远程会诊技术支持，包括远程病例讨论、远程影像诊断、远程心电诊断、远程手术指导等。

图5-4-2 数字信息支持下的个体化生活方式干预模式

（7）开展效果评估。对于个体患者管理，开展长程管理效果的评估，如血压、血糖、体重等评估。对于群体管理，开展人群效果评估，如知晓率、服药率、控制率和改变率等，为政策方案的调整提供依据（图5-4-3）。

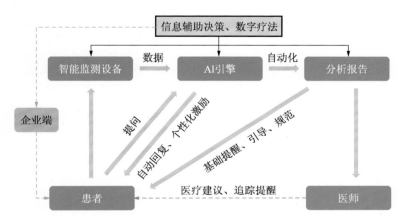

图5-4-3 数字信息辅助下的医患互动疾病管理系统

　　借助物联网技术、互联网技术、大数据技术和云技术等信息技术的快速发展，远程管理的功能将不断交叉细化和丰富优化，为未来心血管病的全人群全程全方位管理提供技术支撑和管理平台，最终提高心血管病管理效率。

（俞蔚　邵建林）

参考文献

扫码查看参考文献

第六章　心血管病防控的
经济效益分析

为了实现以有限的卫生资源实现最佳健康结果的目标，在心血管病预防中，越来越需要考虑成本效益问题[1]。临床上通过改变生活方式或使用药物预防心血管病都是经济有效的，包括人群基础干预策略或针对高危个体的措施。预防的经济有效性取决于若干因素，包括基线心血管病发生风险、药物或其他干预成本、报销程序及预防策略的实施等[2]。

1. 心血管病预防具有很好的社会经济效益

为应对全球慢病危机，柳叶刀杂志慢病行动小组和慢病联盟提出了控烟、减盐、改善膳食和增加身体活动、减少有害饮酒以及推广基本药物和技术五项优先干预措施，若以上措施能被广泛应用，在未来十年，全球慢病死亡率将每年减少2%，避免上千万人过早死亡[3]。据世界卫生组织指出[4]，政策和环境变化可能会使所有国家每人每年减少1美元心血管病支出。一份来自英国国家优化卫生与保健研究所的报告估计[5]，将人群心血管风险降低1%，将预防25 000例心血管病病例，每年可节省4000万欧元。只要适度降低危险因素，心血管病死亡率就可以大幅降低。研究表明，全国范围内以富钾盐（20%～30%氯化钾）替代食盐，每年心血管病死亡人数将减少约45万[6]。另外一项研究也表明，用盐代用品替代普通盐可降低14%的卒中风险[7]。根据2015年中国心血管病政策模型预测[8]，如果治疗所有高血压患者（已有心血管病和尚无心血管病，第一阶段血压为140～159/90～99 mmHg和第二阶段血压为≥160/≥100 mmHg），每年将减少80.3万例心血管事件（卒中减少69.0万例，心肌梗死减少11.3万例），获得120万健康生命年（表6-1-1）。最近的一项研究表明[9]，对于中国而言，如果采纳2017年美国心脏病学院/美国心脏协会（ACC/AHA）发布的成人高血压诊断和治疗指南，通过预防心血管事件，新的指南将使终生费用减少37.7亿美元，同时防止141万因伤残而引起的生命年损失。

表 6-1-1 对 35~84 岁未经治疗的中国成年高血压患者实施不同血压控制策略的效果和成本-效果——基于中国 CVD 政策模型的 2015—2025 年预测

策略	每年新治疗高血压患者人数	每年中风事件总数（95% CI）	每年心肌梗死事件总数（95% CI）	每年 QALYs，百万（95% CI）	每年 CVD 成本，百万（95% CI）	增量成本-效果比
维持现状病例（预测中国 2015—2025 年）	—	5 548 000	1 511 000	653.92	¥261 300	—
控制所有冠心病或中风患者的血压（基础病例）	5 807 000	5 458 000（5 394 000~5 500 000）	1 490 000（1 478 000~1 498 000）	654.00（653.76~654.10）	¥260 300（¥258 600~¥261 800）	成本节约（成本节约~成本节约）
策略 1：治疗所有第二阶段的高血压患者，如果年龄为 35~64 岁，目标为 140/90 mmHg；如果年龄≥65 岁，目标为 150/90 mmHg	62 258 000	4 965 000（4 789 000~5 124 000）	1 417 000（1 393 000~1 435 000）	654.85（654.50~655.07）	¥287 700（¥283 200~¥291 800）	¥32 000（¥24 000~¥42 000）
战略 2：治疗所有第二阶段和第一阶段，35~64 岁年龄组的目标是 140/90 mmHg，≥65 岁年龄组的目标是 150/90 mmHg	173 950 000	4 858 000（4 644 000~5 035 000）	1 398 000（1 368 000~1 419 000）	655.10（654.72~655.35）	¥299 300（¥293 700~¥304 400）	¥47 000（¥34 000~¥64 000）

2. 心血管病高危人群筛查比全面筛查更具有经济效益

英国一项研究发现，有针对性的筛查策略比大规模筛查成本更低，可以识别高达 84% 的高风险个体。大规模筛查所需的额外资源可能是不合理的[10]。英国的另一项离散事件仿真法模拟研究也发现[11]，在所有年龄范围的健康成人中使用 CVD 风险预先估计的定向病例比通用病例更有效。此外，一项系统综述研究发现[12]，根据年龄和危险因素对 2 型糖尿病进行有针对性的筛查（每获得一个健康生命年增加的成本为 46 800 美元至 70 500 美元不等）比全面筛查（每获得一个健康生命年增加的成本为 70 100 美元至 982 000 美元）的费用效益比低得多。

3. 心血管病综合干预更能节约成本

与标准的抗糖尿病治疗相比，对于确诊的糖尿病患者进行综合干预则会节约成本，包括标准药物治疗、教育、ACEI 类药物应用、微血管并发症的筛查[13]。研究发现与常规治疗组相比，综合管理组患者血压治疗效果较好，高血压治疗及管理的药物费用虽有升高，但相关的门诊费用、住院费用、护理费用及总费用降低[14]。高血压社区规范化管理能降低高血压服药患者年均药物治疗费用和患者年人均住院费用约 26 元和 245 元，节约高血压患者年人均直接医疗费用约 210 元[15]。另有研究表明，我国高血压社区健康管理年人均投入 800 元均能产生正的净效益，即产出大于投入[16]。《健康中国行动 – 心脑血管疾病防治行动实施方案（2023—2030 年）》提出，拓展社区心脑血管疾病防治服务范围，加大基层医疗机构血压、血糖、血脂"三高共管"力度。对于在中低收入国家的慢病，对那些在初级保健中被随机鉴定的心血管病高危人群或者已经有过临床事件的患病者，最好的循证医学临床手段就是多药联用[17]。多项研究评价了血脂异常和高血压治疗对冠心病一级预防的成本效益。其中，益格鲁 – 斯堪的纳维亚心脏结局试验（Anglo-Scandinavian Cardiac Outcomes Trial，ASCOT）研究发现[18]，与单纯的氨氯地平治疗相比，阿托伐他汀与氨氯地平合用虽然费用最高，但也最为有效（瑞典每获得一个健康生命年增加的成本为 8591 欧元，英国为 11 965 欧元）。使用氨氯地平阿托伐他汀单片复方制剂更具有经济学优势[19]。

基于以上证据，首先，应根据年龄、家族史等危险因素对高血压、糖尿病患者进行筛查，而不是普查；其次，针对心血管病的危险因素，包括高血压、高血脂、高血糖，以及行为生活方式，应及早进行干预和有效管控，降低心血管事件引起的巨大疾病经济负担；最后，在选择治疗方案时，除了考虑治疗方案的有效性，也要考虑患者的经济承受能力和社会经济效益，综合干预更能节约成本，建议对高血压、糖尿病患者进行健康教育、药物治疗和行为生活方式干预的综合管理。

（冯芮华）

参考文献

扫码查看参考文献